ワンポイント
# 問題集

# 解剖学
## 人体の構造と機能

編著：渡辺皓

Scio
Publishers Inc.
サイオ出版

**執筆者一覧＜執筆順＞**

渡辺　皓　　山形大学名誉教授
加茂　敦子　順天堂大学医療看護学部准教授
石田　陽子　山形大学医学部看護学科講師
三浦奈都子　岩手県立大学看護学部准教授
松田　友美　山形大学医学部看護学科教授
菅野　恵美　東北大学大学院医学研究科保健学専攻准教授

# はじめに

本書『ワンポイント問題集　解剖学』は、サイオ出版から既刊の『ワンポイント解剖学―人体の構造と機能―』の内容をもとに問題集として編集されたものである。本書では、看護師養成の大学や専門学校の学生諸君が、人体の構造と機能を学ぶうえで重要な基礎知識を身に付けるための要点を穴埋め問題形式にまとめられている。「解剖生理学」、あるいは「人体の構造と機能」を学ぶ学生諸君には、定期試験等の受験対策に、また卒業期の学生諸君には看護師国家試験の受験対策の一環として、理解度を自己点検するために本書を活用していただければ幸いである。

なお、看護師国家試験の過去問に関しては既刊の「ワンポイント解剖学」に採録してあるため、本書では穴埋め記述問題を中心とした。ここでは、各章にわりやすいカラーイラストが多用されており、解答の手掛かりと、正確な知識を身に付けるための手助けになるであろう。また、各章の末尾には、○×式の正誤確認問題が提示されており、理解の自己点検に活用して貰いたい。前述のとおり、本書の問題集は既刊の『ワンポイント解剖学―人体の構造と機能―』の内容に沿って作成されているため、知識の再確認とさらに理解を深めるためには既刊書の解説を参考にしていただきたい。

本書を出版するにあたり、看護大学の教員として研究・教育に携わる５名の皆さんのご協力をいただいた。この方々は、筆者の在職中に医学部看護学科の大学院研究室で、人体の構造と機能に関する実験研究を行い、立派な成果を上げられた院生たちである。大学院を修了後、各人が臨床の現場で経験を積み、現在は全国各地の看護大学で活躍中の、紛れもなく第一線の教育・研究者である。既刊の『ワンポイント解剖学―人体の構造と機能―』と同様、本書の編集においてもこの５名の方々にお力添えをいただいた。したがって、本書の問題に読者諸君が真剣に取り組むことによって、将来の臨床の看護実践に必要な多くの基礎知識を身に付けていただけるものと確信している。

最後に、本書の刊行にあたり、新型コロナウイルスの煽りで大変な社会状況の直中にもかかわらず、企画立案をはじめ、カラーイラストによる解剖図譜の選定と編集に終始ご尽力を賜りました株式会社サイオ出版の中村雅彦氏に深く感謝申し上げる。

2020年11月８日

執筆者代表

渡辺　皓

山形大学名誉教授

# Contents

## Chapter 4 循環器系　渡辺皓/三浦奈都子　44



## Chapter 5 呼吸器系　渡辺皓/三浦奈都子　62



## Chapter 6 消化器系　渡辺皓/松田友美　69

# Contents

## Chapter 10 神経系

渡辺皓/加茂敦子 103



## Chapter 11 感覚器系

渡辺皓/菅野恵美 121

Chapter

# 1 細胞、組織と器官

## 問題1 細胞の構造

次の文章の空欄に、適切な語句を語句群から選び、記入しなさい。
[語句群] ミトコンドリア　リソソーム　ゴルジ装置　小胞体　染色体
受容体　細胞膜

- 細胞は①＿＿＿＿＿とよばれる薄い膜でおおわれ、その内部には細胞核と細胞質がある。
- ①は、脂質2重層からなり、その中には、①を貫通するイオンチャネルや、ホルモンなどさまざまな活性物質に対する②＿＿＿＿＿がある。
- 細胞核は通常では細胞に1個存在するが、骨格筋や破骨細胞などは例外的に多数の核をもつ。また、核は球形、楕円形、分葉形などさまざまな形をしている。
- 核はさまざまなタンパク質の合成に関与して、細胞の活動や成長、再生、増殖を調節する。
- 核の内部には1～2個の核小体と微細な粒子状の染色質が散在し、細胞分裂期には染色質は③＿＿＿＿＿に変化する。
- 細胞質は細胞内基質とよばれる液性成分と、そこに浮かんでいる細胞内小器官からなる。細胞内小器官には、次のものなどがある。
- ④＿＿＿＿＿＿＿：酵素の働きによってエネルギーを産生する装置として機能する。
- ⑤＿＿＿＿＿＿：細胞外から摂取した物質と細胞内でつくられた分泌物を貯蔵する。
- ⑥＿＿＿＿：扁平または管状の内腔をもつ膜構造で、**滑面**⑥と**粗面**⑥とに区別される。**滑面**⑥は脂質やステロイドの合成にかかわり、リボソームを表に付着させた**粗面**⑥はさまざまなタンパク質を合成する場として機能する。
- ⑦＿＿＿＿＿＿＿は水解小体ともよばれ、⑤でつくられる球形の膜に包まれた小体である。内部にさまざまな酵素を含んでおり、細胞内の小器官や巨大分子の断片を分解、消化する。

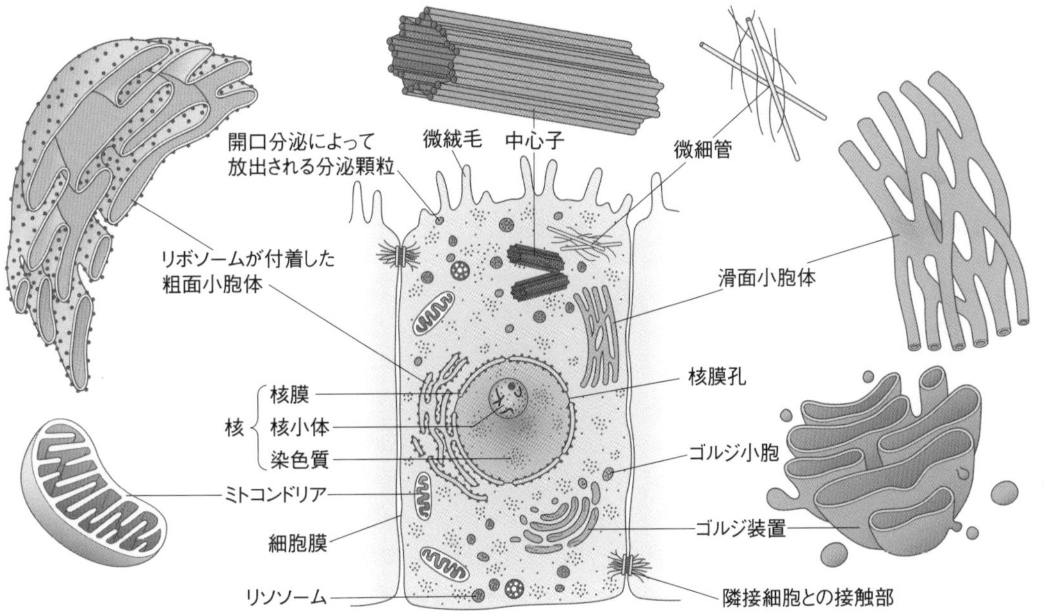


**図 1-1　細胞の構造**

## 問題2　上皮組織と支持組織

**次の文章の空欄に、適切な語句を語句群から選び、記入しなさい。**
**[語句群]　立方　扁平　重層　単層　重層扁平　円柱　多列　線毛　粘膜**
**骨基質　破骨　骨芽　移行　膠原　疎性　緻密性**

- 上皮組織は体表の皮膚や、消化管、呼吸器の管腔構造の内表面をおおう上皮細胞からなり、細胞の形や細胞層の構成によって①＿＿＿＿＿＿**上皮**、②＿＿＿＿＿＿**上皮**、③＿＿＿＿＿＿**上皮**に分類される。また、上皮は細胞の配列の形によって④＿＿＿＿＿＿**上皮**、⑤＿＿＿＿＿＿**上皮**、⑥＿＿＿＿＿＿**上皮**に分けられ、⑥**上皮**の特殊形として尿管や膀胱にかぎってみられる⑦＿＿＿＿＿＿**上皮**がある。⑦**上皮**は、尿の充満の程度によって上皮細胞の形態と層の厚さが変化する特徴をもつ。
- 皮膚表層の表皮を形成する上皮細胞は数層からなるため⑧＿＿＿＿＿＿**上皮**とよばれ、細菌や異物が侵入しにくい仕組みをつくっている。
- 一方、消化管の上皮は⑨＿＿＿＿＿＿**上皮**とよばれ、上皮細胞に角質化がみられない点で皮膚の上皮細胞と異なっている。
- 空気の流通路をなす気道の上皮細胞は、⑩＿＿＿＿＿＿を備えていることから⑩**上皮**とよばれ、吸入された空気中の粉塵などをとらえて、肺に侵入するのを防ぐ。
- 支持組織は身体を支えたり、互いを結びつけたりする組織で、骨や軟骨、腱、結合組織など、身体のなかに広く分布している。支持組織は細胞間の隙間が豊富で、⑪＿＿＿＿＿＿**線維**や弾性線維に代表される線維成分を多量に

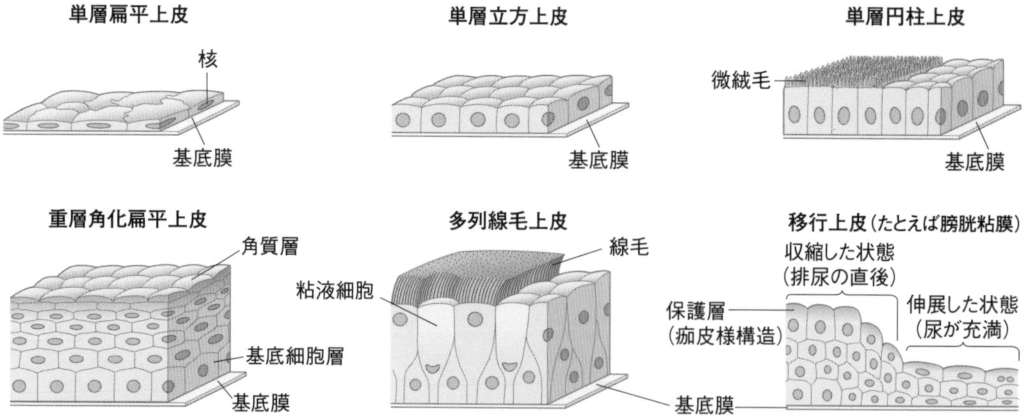


**図 1-2　上皮組織の種類**

含んでいる。血液やリンパも支持組織に分類される。

- 骨組織は、⑫＿＿＿＿＿＿**細胞**、骨細胞、⑬＿＿＿＿＿＿**細胞**の 3 種類の細胞と、カルシウム塩を多量に含んだ⑭＿＿＿＿＿＿とよばれる構造からなる。
- 軟骨組織は、軟骨細胞とそのまわりを取り囲む軟骨基質からなり、関節軟骨、椎間円板、耳介、外鼻、喉頭、気管などの軟骨にみられる。
- 結合組織は、⑪**線維**の分布量の違いによって⑮＿＿＿＿＿＿**結合組織**と⑯＿＿＿＿＿＿**結合組織**とに分けられる。⑮**結合組織**は皮膚の真皮層、腱や靱帯などにみられ、⑯**結合組織**は皮下組織層や体内の組織・器官に広くみられ、多量の脂肪細胞が集まり、脂肪組織をつくる。

## 問題 3　筋組織

次の文章の空欄に、適切な語句を語句群から選び、記入しなさい。
［語句群（複数回の使用可）］　平滑　横紋　骨格　心　随意　不随意　核　腱　筋膜　筋周膜　筋上膜　筋線維　運動　自律　刺激伝導系　介在板

- 筋組織には、骨格に結合して運動をもたらす①＿＿＿＿＿＿**筋**、血管や消化管などの内臓の壁を形成する②＿＿＿＿＿＿**筋**、それに心臓の壁をつくる③＿＿＿＿＿＿**筋**が区別される。①**筋**や③**筋**は、顕微鏡で観察すると規則的な横縞がみられることから④＿＿＿＿＿＿**筋**とよばれる。①**筋**が運動神経の支配を受ける⑤＿＿＿＿＿＿**筋**であるのに対して、③**筋**は②と同様、自律神経の支配を受ける⑥＿＿＿＿＿＿**筋**である。
- 骨格筋は上肢や下肢、体幹の筋のほか、舌や食道の上半、咽頭、喉頭の壁をつくる筋、横隔膜に含まれる筋も骨格筋からできている。
- 骨格筋は多数の⑦＿＿＿＿＿＿からなり、筋線維束をつくる。また、筋線維束はこれを養う血管や支配する神経を含む結合組織の⑧＿＿＿＿＿＿とよばれる鞘で包まれている。個々の筋は、多数の筋線維束が⑨＿＿＿＿＿によって束ねられ、さらに、筋の周囲は⑩＿＿＿＿＿とよばれる結合組織性の被膜に包まれる。

- 骨格筋の多くは、⑪＿＿＿＿＿とよばれる白くて丈夫な膠原線維の束に移行して骨に結合している。
- 平滑筋は、食道の下部以降の消化管や泌尿生殖器などの内臓、血管の壁をつくる筋である。平滑筋は横紋をつくらず、細胞の中央に1個の⑫＿＿＿＿＿をもつ細長い紡錘形をしている。
- 平滑筋の収縮は、⑬＿＿＿＿＿**神経**によって調節される。
- 心筋は心臓壁をつくる筋で、特殊な⑭＿＿＿＿＿**筋**であり、平滑筋のように細胞の中央に1個の核をもつが、まれに2核をもつ心筋細胞もみられる。
- 隣り合う心筋細胞どうしが⑮＿＿＿＿＿（ギャップ結合からなる）によって連結しており、互いに刺激情報や代謝に関しても協調的に機能する。
- 心筋がポンプとしての働きを円滑に行うためには、心房と心室の間を順序よく収縮しなければならない。このリズミカルな収縮機能を調節するのが⑯＿＿＿＿＿の特殊な心筋組織である。

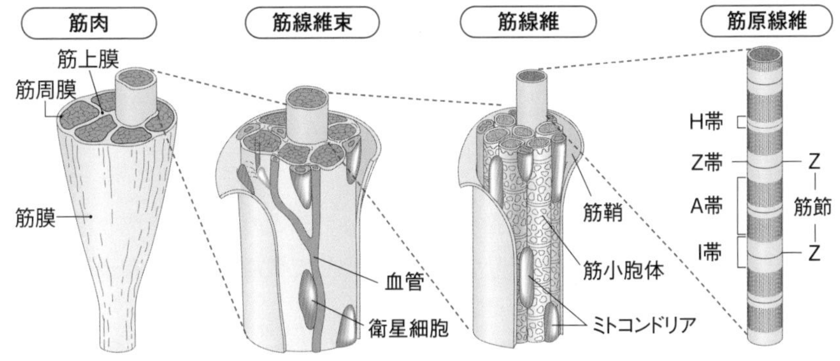


**図 1-3　骨格筋の微細構造**

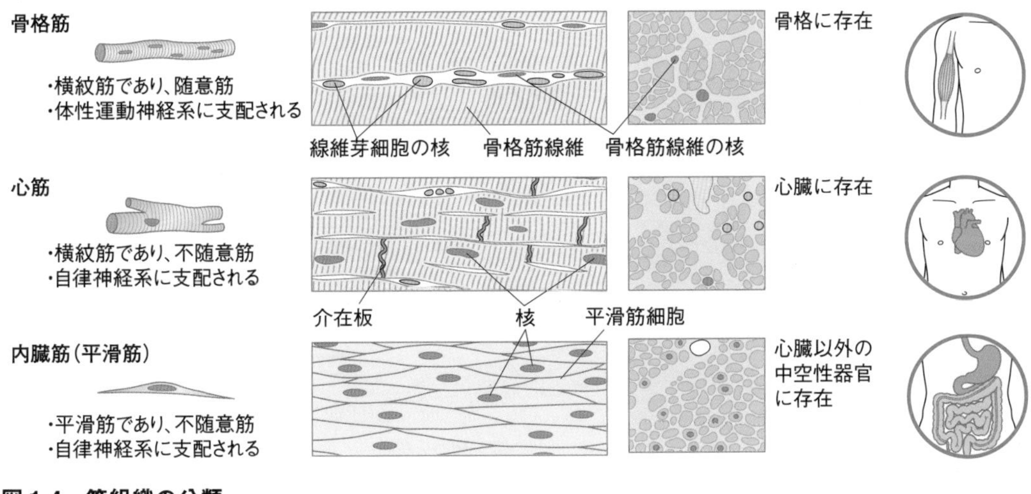


**図 1-4　筋組織の分類**

## 問題4 神経組織

次の文章の空欄に、適切な語句を語句群から選び、記入しなさい。
［語句群（複数回の使用可）］ 樹状　シナプス　グリア　軸索　髄鞘　有髄　無髄　シナプス小胞　化学伝達物質　シュワン　星状　希突起

- 脳と脊髄からなる中枢神経と、そこから伸びる脳神経と脊髄神経を末梢神経とよぶが、これらの神経系をつくるのが神経組織である。神経組織は、情報の伝達にかかわる神経細胞とこれを支持する①＿＿＿＿＿＿＿**細胞**（**神経膠細胞**）からなる。

**▶神経細胞**

- 神経細胞は核周部に②＿＿＿＿＿**突起**を伸ばし、さまざまな情報を受け取るアンテナの役割をはたすため、ほかの神経終末と③＿＿＿＿＿＿をつくる。
- 神経細胞は1本の細長い④＿＿＿＿＿とよばれる突起を伸ばし、神経の情報を別の神経に、または支配する臓器の細胞に情報を伝える。
- ⑤＿＿＿＿＿（ミエリン鞘）とよばれる鞘構造によって取り囲まれている神経細胞を⑥＿＿＿＿＿**神経**とよび、⑤をもたない神経細胞を⑦＿＿＿＿＿**神経**とよぶ。
- 神経終末には、⑧＿＿＿＿＿＿＿が多数含まれており、それぞれの神経に特有の⑨＿＿＿＿＿＿＿が貯蔵されている。

**▶神経膠細胞**

- 神経膠細胞は、神経細胞に栄養を供給したり、軸索のまわりを取り囲んで髄鞘をつくり神経伝導の電気信号の絶縁構造として機能したり、神経機能を支援する役割をしている。
- 中枢神経では⑩＿＿＿＿＿**膠細胞**、小膠細胞、⑪＿＿＿＿＿＿**膠細胞**があり、末梢神経では⑫＿＿＿＿＿＿**細胞**がある。⑪と⑫は、それぞれ⑥の髄鞘形成にかかわる。

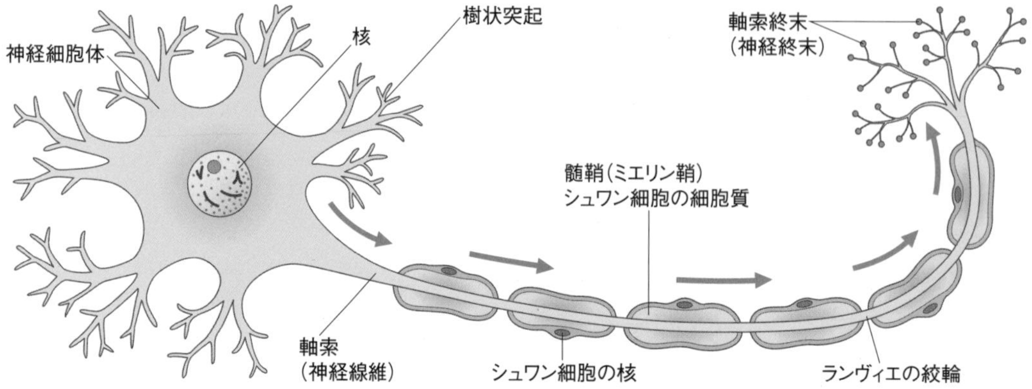


**図1-5　神経細胞の構造**

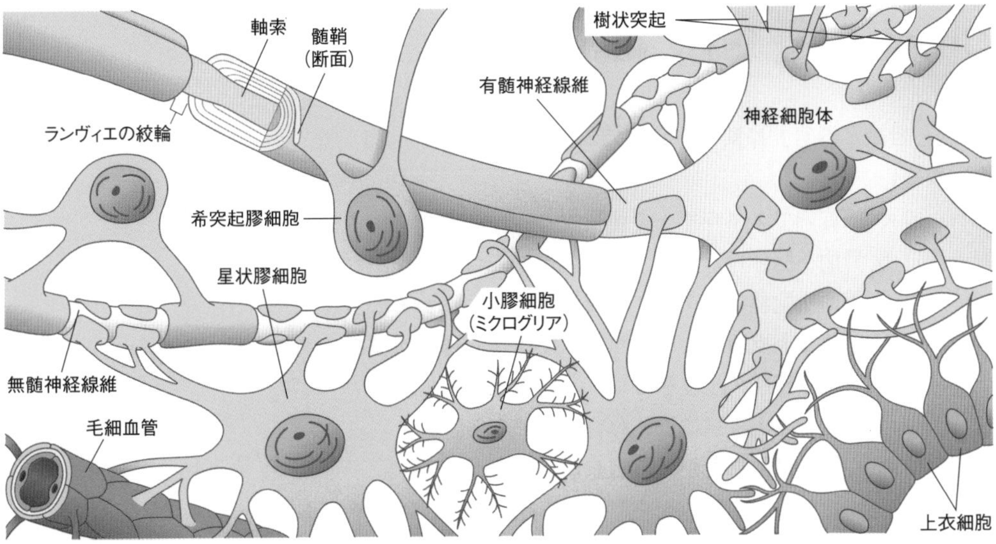


**図 1-6　さまざまな神経膠細胞（グリア細胞）**

## 問題 5　器官

次の文章の空欄に、適切な語句を語句群から選び、記入しなさい。
［語句群（複数回の使用可）］　**間質　実質　実質性　中空性**

- 内部が空洞で、嚢状または管状の器官を①＿＿＿＿＿**器官**とよぶ。例として、食道、胃、腸管、気管、卵管、膀胱などがある。①**器官**の壁は、内側から粘膜、筋層、漿膜からなる。
- 内腔をつくらず、内部まで組織が充実している器官を②＿＿＿＿＿**器官**とよぶ。例として、肝臓、膵臓、唾液腺、精巣、卵巣などがある。②**器官**に特有の機能を発揮する部分を③＿＿＿＿＿とよび、その間に介在する結合組織性の部分を④＿＿＿＿＿とよぶ。②**器官**の表面は被膜におおわれる。被膜は③の内部に伸びだして中隔をつくり、葉または小葉に分ける。②**器官**を支配する神経や血管の出入口を門（腎門、肺門など）という。

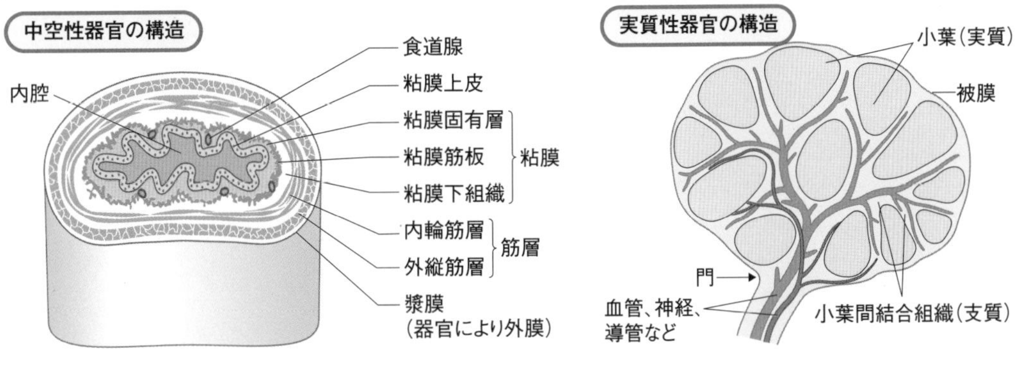


**図 1-7　器官の構造**

# Chapter 1 細胞、組織と器官　○× 確認問題

「細胞、組織と器官」に関する記述である。正しいものには○を、誤っているものには×を記入しなさい。

(　　　) ①細胞内でエネルギーを産生するのは、ゴルジ装置である。
(　　　) ②滑面小胞体は、脂質やステロイドの合成にかかわる。
(　　　) ③粗面小胞体は、タンパク質の合成にかかわる。
(　　　) ④身体は上皮組織、支持組織、筋組織、神経組織の４つから構成される。
(　　　) ⑤尿管や膀胱の上皮組織は、多列線毛上皮である。
(　　　) ⑥消化管の上皮組織は、移行上皮である。
(　　　) ⑦心筋は横紋筋だが、不随意筋である。
(　　　) ⑧消化管など内臓の壁を形成する平滑筋は、随意筋である。
(　　　) ⑨骨格筋は横紋筋ともよばれ、随意筋である。
(　　　) ⑩骨格筋は、自律神経によって支配されている。
(　　　) ⑪神経細胞どうしは、シナプスを介して情報伝達を行う。
(　　　) ⑫脳神経と脊髄神経を中枢神経とよぶ。
(　　　) ⑬神経膠細胞はシュワン細胞とよばれ、神経細胞に栄養を供給する。
(　　　) ⑭一般に神経線維とよばれるものは、樹状突起と軸索の束のことを指す。
(　　　) ⑮中空性器官の壁は、粘膜と漿膜の２層からなる。

Chapter

# 2 骨格系

## 問題1 骨格の役割

次の文章の空欄に、適切な語句を語句群から選び、記入しなさい。

[語句群] 106 206 306 骨幹 骨髄 骨端 長管 含気 扁平 血球 緻密質 海綿質

- 骨格は、骨、軟骨、靱帯とともに身体の支柱をなし、骨格筋と結びついてヒトの身体に運動性をもたらす。
- ヒトの身体は、大小さまざまな①＿＿＿＿＿**個**の骨からつくられ、体重の約18%を占める。
- 上腕や前腕、大腿や下腿などにある長くて円筒形の骨は、②＿＿＿＿＿**骨**といい、その両端を③＿＿＿＿＿とよび、中央の部分を④＿＿＿＿＿という。
- 脳を保護する頭蓋骨や、肩甲骨は、⑤＿＿＿＿＿**骨**とよばれる。また、骨の内部に蜂の巣状の小さな多数の空洞をもつ骨は⑥＿＿＿＿＿**骨**とよばれ、上顎骨や側頭骨などがその例である。
- 骨の中心には⑦＿＿＿＿＿とよばれるやわらかい部分があり、この部分で⑧＿＿＿＿＿**成分**が産生される。
- 骨の主体をなし、⑨＿＿＿＿＿とよばれる硬い部分には膠原線維が豊富に含まれており、そこにはカルシウム塩が多量に沈着している。このように、骨は身体の支柱をなすとともに、造血機能をもち、カルシウムの貯蔵庫としても重要な働きをする。

# 問題2 骨組織

次の文章の空欄に、適切な語句を語句群から選び、記入しなさい。
［語句群］ 骨　破骨　骨芽　骨基質　骨質　骨小腔　赤色　黄色　骨単位
フォルクマン　ハバース

- 骨組織は、①＿＿＿＿**細胞**と細胞間物質である多量の②＿＿＿＿＿＿からなる。
- 骨には、①**細胞**、③＿＿＿＿**細胞**、④＿＿＿＿**細胞**の3種の細胞がみられ、骨の形成、改築、吸収にかかわっている。①**細胞**は細長い無数の突起を伸ばして、血管から酸素と栄養分を吸収している。
- ③**細胞**は骨の主要な成分である膠原線維を産生する。ここにカルシウム塩が沈着して⑤＿＿＿＿＿＿をつくる。このような造骨機能が進行すると、やがて③**細胞**は活動を低下させ、自身が産生した膠原線維のなかに閉じこめられて①**細胞**となる。
- ④**細胞**は数十個の核をもち、塩酸や加水分解酵素を産生して古くなった骨を溶かし、膠原線維を分解する。
- 骨髄は骨の中心部を満たすやわらかい組織である。造血機能が活発な骨髄は、⑥＿＿＿＿**骨髄**とよばれる。
- 乳児や小児期では、すべての骨の骨髄が⑥**骨髄**であるが、成人になると上肢や下肢の骨にみられる長管骨では、しだいに脂肪組織に置き換えられ⑦＿＿＿＿**骨髄**になる。
- 骨質の内部には、骨の長軸方向に走る多数の層板からなる円柱状の構造があり、⑧＿＿＿＿＿＿という。この中心には⑨＿＿＿＿**管**とよばれる血管の通路があり、ここを通る血管が⑤を養う。
- ⑨**管**が骨の長軸方向に走行するのに対して、⑨**管**を横方向に連結して、骨の内部と表層部をつないでいるのが⑩＿＿＿＿**管**である。
- 骨質のなかには、多数の紡錘形の⑪＿＿＿＿＿＿があり、①がこの小腔にある。①は小腔間に伸びる骨細管のなかに、多数の細い突起を出している。

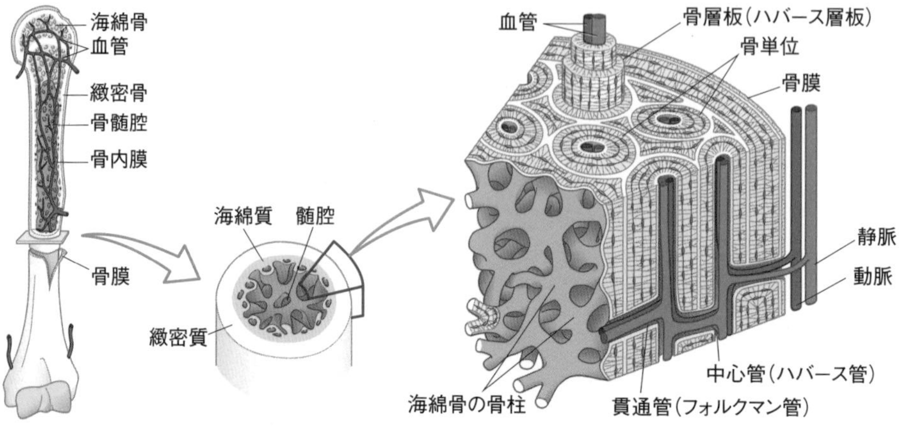


**図 2-1　代表的な骨の構造**

## 問題3 骨の発生

次の文章の空欄に、適切な語句を語句群から選び、記入しなさい。
［語句群］ 骨　破骨　骨芽　膜性　置換

- 骨は2つの異なる様式で形成される。1つは脳をおおう薄い頭蓋や顔面の骨、鎖骨などにみられる様式で、結合組織の膜のなかに①＿＿＿＿＿**細胞**が分化し、骨を形成する。このような骨形成の様式を②＿＿＿＿＿**骨**または結合組織骨という。
- これに対し、人体の大部分の骨は、はじめに軟骨の雛形をつくり、それが骨組織に置き換えられる。この様式でつくられる骨を③＿＿＿＿＿**骨**という。

## 問題4 骨の成長

次の文章の空欄に、適切な語句を語句群から選び、記入しなさい。
［語句群］ 骨端　関節　骨端線　骨膜　骨質

- 骨は骨端の表面に①＿＿＿＿＿**軟骨**を、骨幹との境界部に②＿＿＿＿＿**軟骨**をもつが、②は骨幹に向けて軟骨細胞を作り出し、骨の長さを成長させる。
- ②は成長期では活発に細胞分裂するが、成人では骨になるため、③＿＿＿＿＿が閉鎖する。
- ④＿＿＿＿＿は関節軟骨を除く骨のすべての表面をおおう。そして、その内面で骨芽細胞をつくり、骨の太さを成長させる。
- ④には血管や神経が豊富に分布し、骨に栄養を与えるほか、骨の新生や再生にも関与する。④と骨質との結合は強固で、両者を容易に引き剥がすことはできない。
- 骨折した場合には、④から⑤＿＿＿＿＿が新生されて修復が進行する。

## 問題5 骨の血管と神経

次の文章の空欄に、適切な語句を語句群から選び、記入しなさい。
［語句群］ フォルクマン　ハバース　緻密　海綿　骨　栄養孔　骨膜

- 骨を養う動脈は、骨膜に分布した後、①＿＿＿＿＿**管**を通って②＿＿＿＿＿**質**に至り、さらに③＿＿＿＿＿**管**を通って④＿＿＿＿＿**質**に分布する。動脈は、⑤＿＿＿＿＿を通って骨髄に至り、骨髄に栄養を運ぶ。静脈は動脈に伴行する。
- 骨の神経は、主に⑥＿＿＿＿＿に分布している。これらの神経は知覚性のものであり、骨折などに伴う痛みはこの神経により伝えられる。関節包には、さらに豊富な知覚神経が分布している。

## 問題 6 軟骨組織

次の文章の空欄に、適切な語句を語句群から選び、記入しなさい。
[語句群] 線維　硝子　弾性

- 軟骨組織には少量の軟骨細胞が存在し、細胞周囲の基質には膠原線維や弾性線維が多量に分布している。膠原線維と弾性線維の分布密度の違いから、次のように区別される。
- ①＿＿＿＿＿＿**軟骨**は、関節面にみられる軟骨で、基質には多量のコンドロイチン硫酸と膠原線維が含まれ、かたく滑らかな構造をなす。
- ②＿＿＿＿＿＿**軟骨**は、椎間円板などにみられ、基質には膠原線維が密に分布している。
- ③＿＿＿＿＿＿**軟骨**は、耳介や喉頭蓋にみられ、基質のなかに多量の弾性線維を含んでいる。

## 問題 7 関節と靭帯

次の文章の空欄に、適切な語句を語句群から選び、記入しなさい。
[語句群] 滑膜　関節包　靭帯

- 骨と骨は、関節により結合している。向かいあう骨の関節面は一方が突出し、他方が陥凹し、それぞれを関節頭、関節窩とよぶ。関節頭と関節窩の形によって分類される。
- 関節をつくる骨は、①＿＿＿＿＿＿とよばれる膠原線維を主とする強靱な結合組織で包まれている。
- 関節の内腔面はやわらかな②＿＿＿＿＿＿でおおわれ、潤滑液の役割をする滑液により潤い、関節面の運動を滑らかにしている。
- 関節の外側は、丈夫な結合組織からなる③＿＿＿＿＿＿で補強されている。

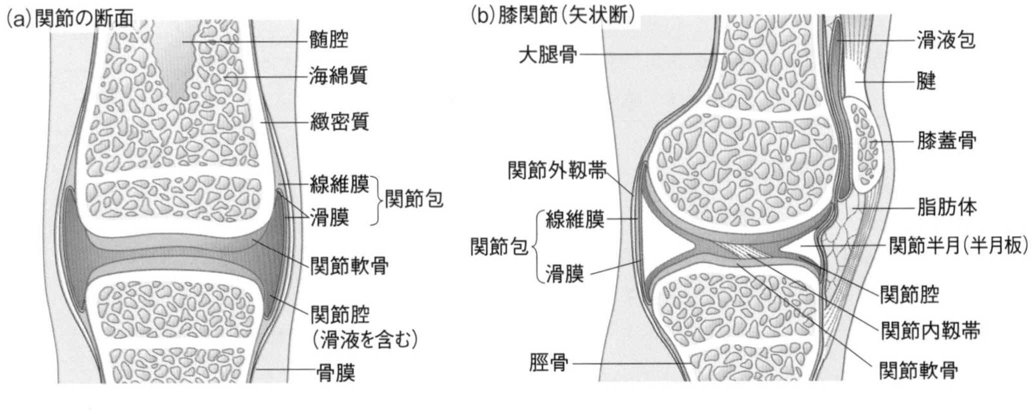


**図 2-2　関節の構造**

## 問題8 頭部の骨

> 次の文章の空欄に、適切な語句を語句群から選び、記入しなさい。
> [語句群] 泉門 縫合 頸静脈 大後頭 正円 卵円 上顎 下顎 歯槽
> 眼窩 頬骨弓 鼻 鼻腔 乳様 上眼窩裂

- 頭部の骨は、脳頭蓋と顔面頭蓋に区別される。脳をヘルメット状に取り囲む頭蓋冠は扁平な骨からなり、①＿＿＿＿＿により互いに結合している。
- 新生児の頭蓋は、結合組織から膜性骨化した瓦状の扁平な骨でできており、出生時には扁平な骨が隣接する部位では比較的広い結合組織性の骨化していない部分がみられる。これを②＿＿＿＿＿という。出生時には頭蓋骨が重なり合って産道を容易に通過することができ、出生後も脳はさらに成長することができる。

**▶脳頭蓋**

- 脳頭蓋は脳を容れて頭蓋腔を取り囲む前頭骨、頭頂骨、側頭骨、後頭骨などからなる。
- 脳を容れている頭蓋腔の底部を頭蓋底という。脳に出入りする神経や血管の通路をなす多数の孔があり、下垂体が納められる下垂体窩のすぐ前に、視神経が通る視神経管があり、三叉神経の3本の枝が通る③＿＿＿＿＿、④＿＿＿＿＿**孔**、⑤＿＿＿＿＿**孔**がある。脳からの静脈血を運び出す血管が通る⑥＿＿＿＿＿**孔**、延髄から脊髄への移行部にある⑦＿＿＿＿＿**孔**などがみられる。

**▶顔面頭蓋**

- 鼻骨、上顎骨、頬骨、下顎骨などからなる。
- 顔面中央部にある鼻のつけ根には小さな1対の⑧＿＿＿＿＿**骨**があり、これにいくつかの軟骨が加わって鼻が形づくられる。副鼻腔や鼻中隔、鼻甲介によってつくられる空間を⑨＿＿＿＿＿という。
- 眼球を容れる⑩＿＿＿＿＿は、前頭骨、上顎骨、頬骨のほか、蝶形骨や涙骨などでつくられた骨性の深いくぼみである。⑩の奥には、視神経、動眼神経や血管が通る細長いすきまがある。
- ⑪＿＿＿＿＿**骨**の外側上部には頬骨があり、頬の張り出しをつくる。
- 顔面の外側では、側頭骨と頬骨から突出した骨が連結して⑫＿＿＿＿＿をつくる。側頭骨では、⑫のつけ根の下に外耳孔が開口しており、このすぐ後方の下には⑬＿＿＿＿＿**突起**がある。側頭骨にある外耳孔の前方、⑫の後端下面に、顎関節の関節窩がつくられる。
- ⑭＿＿＿＿＿**骨**は下顎をつくり、下顎体と、これと直角に上方に伸びる下顎枝からなる。
- ⑪**骨**と⑭**骨**にある⑮＿＿＿＿＿とよばれるくぼみには、歯が入り、歯列をつくる。

## 問題9　脊柱

次の文章の空欄に、適切な語句を語句群から選び、記入しなさい。

［語句群（複数回の使用可）］　1　3　5　7　12　31　軸　環　隆　肋　寛　仙　横突孔　環軸　褥瘡　岬角

- 頭を支える脊柱の骨は、32～34個の椎骨が積み重なっている。椎骨は上から、頸椎（①＿＿＿＿**個**）、胸椎（②＿＿＿＿**個**）、腰椎（③＿＿＿＿**個**）、仙椎（④＿＿＿＿**個**）、尾椎（３～５個）に区別される。椎骨は椎体と椎弓からなる。
- 第１頸椎（⑤＿＿＿＿＿**椎**）は椎体を欠き、環状の上面に頭蓋の後頭骨の関節面をのせる２つの関節面がある。この関節によって頭蓋を前後に傾けることができる。
- 第２頸椎は（⑥＿＿＿＿＿**椎**）とよばれ、環椎の輪の前方に歯突起を伸ばして関節をつくる。この歯突起は⑤**椎**と⑥**椎**と⑦＿＿＿＿＿＿**関節**を形成し、頭の回旋運動を可能にしている。
- 頸椎の横突起には⑧＿＿＿＿＿＿とよばれる孔があり、そこには脳を養う動脈の１つである椎骨動脈が通過している。
- 第１頸椎から第６頸椎では後方に突出する棘突起を体表から触れることができないが、第７頸椎の棘突起は長いためこの突起を最も上方で体表から触れる。第７頸椎は⑨＿＿＿＿＿**椎**とよばれ、体表から椎骨の高さを確認するときの指標になる。
- 胸椎は、⑩＿＿＿＿＿**骨**と２か所で関節結合するため椎体と横突起とに関節窩をもつ。下方にいくほど椎体は大きさを増し、棘突起も大きく後下方に長く伸びている。
- 腰椎は体重を支えるために大きな椎体をもち、下位に向かうほど大きさを増し、横突起も幅広く大きい。
- 椎体の後外側には肋骨突起と小さな副突起がある。
- 仙椎は５個からなるが、17歳ころ癒合を開始して、１個の⑪＿＿＿＿＿**骨**をつくっていく。
- ⑪**骨**の後面には棘突起が連なって正中仙骨稜を形成するが、この骨突起部が⑫＿＿＿＿＿の好発部位となる。
- 第５腰椎と⑪**骨**の間にある椎間円板が、骨盤腔内にもっとも深く入りこんでいる。第１仙椎の上部全面の突出部分は⑬＿＿＿＿＿とよばれる。
- ⑪**骨**の両外側には、⑭＿＿＿＿＿**骨**と関節をつくる関節面がある。
- ⑪**骨**の下方には尾の退化した３～５個の小さな尾椎の骨が、１つの尾骨をつくる。

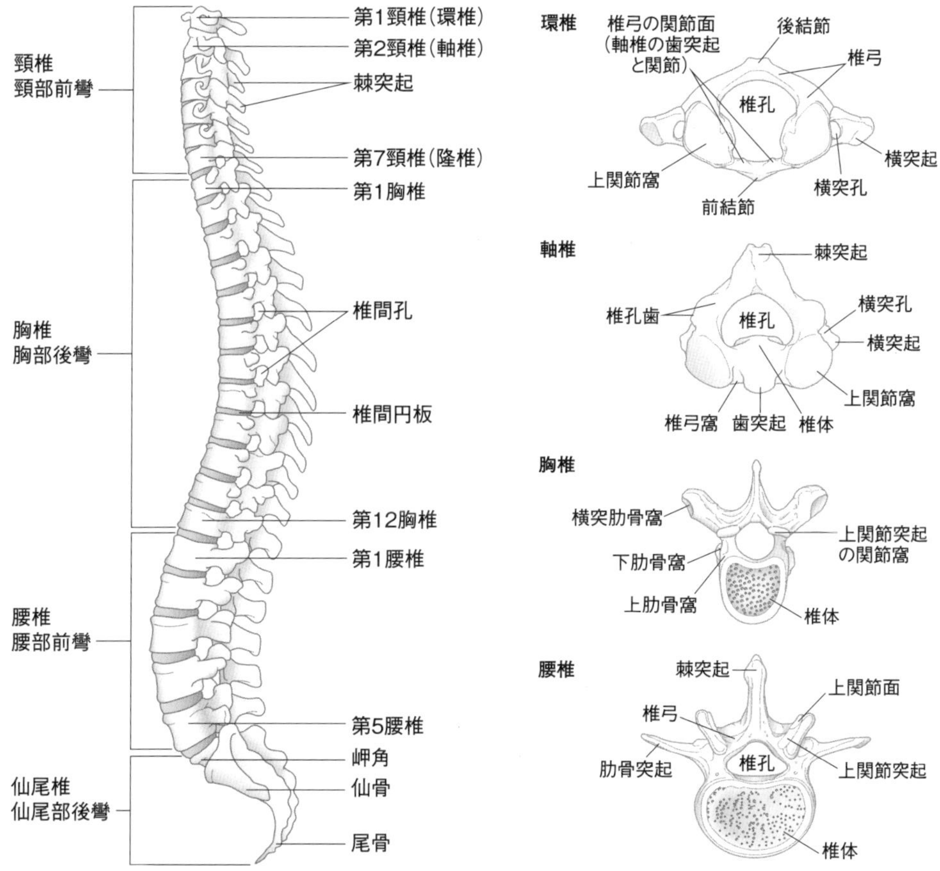


**図 2-3　脊柱**

## 問題10 椎体の連結

次の文章の空欄に、適切な語句を語句群から選び、記入しなさい。
［語句群］　椎間円板　線維輪　髄核　椎間孔　脊柱管

- 椎骨は上下に積み重なって脊柱をつくるが、上下の椎体の間には①______________とよばれる厚い線維軟骨があり、上下の椎体を結びつけている。
- ①の中心部は②__________とよばれる水分に富むゼリー状の物質があり、その周囲を膠原線維からなる③__________が取り囲んでいる。したがって、①は脊柱にかかる体重のクッションの役割をしている。②は加齢とともに水分を失い、厚みが減少する。
- 上下の椎弓は、関節突起で連結される。また、椎孔は上下に重なって管状をなし、④______________を形成する。仙骨部を除き、各椎体の間にある⑤______________は左右に開いており、ここを脊髄神経が通過する。仙骨部では脊柱管は前後の仙骨孔によって外部に通じており、ここを脊髄神経が通る。

## 問題11 胸郭と肋骨

**次の文章の空欄に、適切な語句を語句群から選び、記入しなさい。**
**［語句群］ 胸　肋　軟　胸椎　胸郭上口　胸郭下口　肋軟　横隔膜　肋間隙**
**胸骨柄　剣状突起　胸骨角**

●胸郭とは、12個の①＿＿＿＿＿、12対の②＿＿＿＿＿**骨**、1個の③＿＿＿＿＿**骨**から構成される鳥かご状の骨格構造である。

●第1胸椎、左右の第1肋骨、胸郭の上縁に囲まれた鳥かご状構造の入口で、頸部内臓や大血管が通過する部位を④＿＿＿＿＿とよぶ。

●⑤＿＿＿＿＿とは、胸郭の下方の出口、つまり第12胸椎、左右の肋骨弓と③**骨**の下端部に囲まれた部分を指し、ここに⑥＿＿＿＿＿が位置して胸部と腹部を区分している。

●②**骨**は弓状に彎曲し、後方では椎骨と、前方では胸骨と結合する。胸骨に結合する部分は軟骨からなり、⑦＿＿＿＿＿**骨**という。第1から第7の上位肋骨では、それぞれの⑦**骨**が直接胸骨に結合するが、第8から第10肋骨ではそれぞれがすぐ上の⑦**骨**と結合して合同の肋骨弓をなして胸骨に結合する。第11および12肋骨は胸骨に結合せず、遊離端をもって終わる。

●上下の肋骨の間のすき間を⑧＿＿＿＿＿という。

●③**骨**は胸部の中央にある細長く扁平な骨であり、⑨＿＿＿＿＿、胸骨体、⑩＿＿＿＿＿が区別される。

●⑨の外側には鎖骨と第1肋骨との関節が形成される。⑨と胸骨体との境界を⑪＿＿＿＿＿とよび、いくぶん前方に隆起している。この⑪は体表から触れることができ、ここに第2肋骨がつくので、肋骨の番号を数えるときの目安として重要である。

●⑩とは③**骨**の下端部で下方に突出した部分をいう。この部位は生体では多少くぼんでおり、いわゆるミゾオチとよばれる。

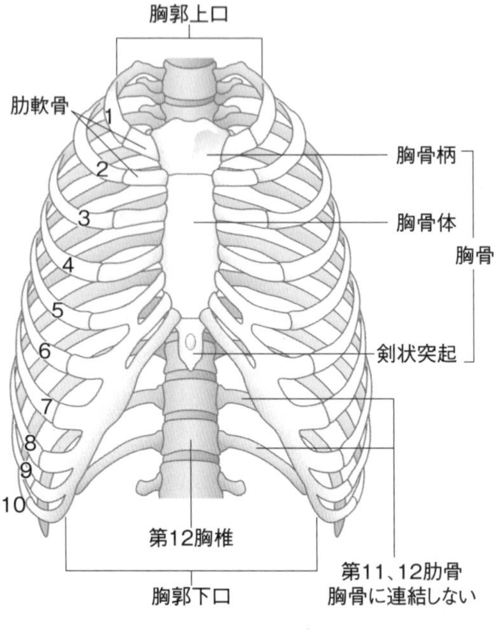


**図 2-4　胸郭**

## 問題12 上肢帯の骨

次の文章の空欄に、適切な語句を語句群から選び、記入しなさい。
[語句群] 肩 肩峰 胸鎖 肩鎖 烏口突起 肩甲棘 上腕 球 車軸

### ▶鎖骨

●鎖骨は頸部と胸部の境界にあり、ゆるくS字状にカーブした骨で体表から触れることができる。鎖骨の内側端では胸骨柄と①＿＿＿＿＿**関節**を、外側端で肩甲骨の②＿＿＿＿＿との間に③＿＿＿＿＿**関節**を形成する。

●鎖骨の胸骨端は太くなっているが、②端では上下に扁平であることから、両者を容易に識別することができる。鎖骨は④＿＿＿＿＿**関節**を体幹からの距離を一定に保持するとともに、この関節の可動範囲を大きくしている。

### ▶肩甲骨

●胸郭の外側背面をおおう扁平な骨が肩甲骨である。その可動性は大きく、上肢を水平より上にあげるときに重要な役割をしている。

●肩甲骨の後面には⑤＿＿＿＿＿とよばれる突起があり、その外側先端部を②といい上肢の長さを測定するときの基準点となる。

●肩甲骨の上外側には関節窩とよばれるくぼみがある。関節窩の上内側には指を曲げたような形の突起がみられ、これを⑥＿＿＿＿＿という。肩甲骨の上縁と⑤の基部との間には、肩甲切痕とよばれる小さな切れ込みがある。

### ▶肩関節

●肩関節は肩甲骨の関節窩と⑦＿＿＿＿＿**骨頭**との間にある⑧＿＿＿＿＿**関節**で、関節窩が浅く靱帯によるおおいも緩やかである。関節のなかで最も可動性が大きいが、脱臼を起こしやすい関節である。

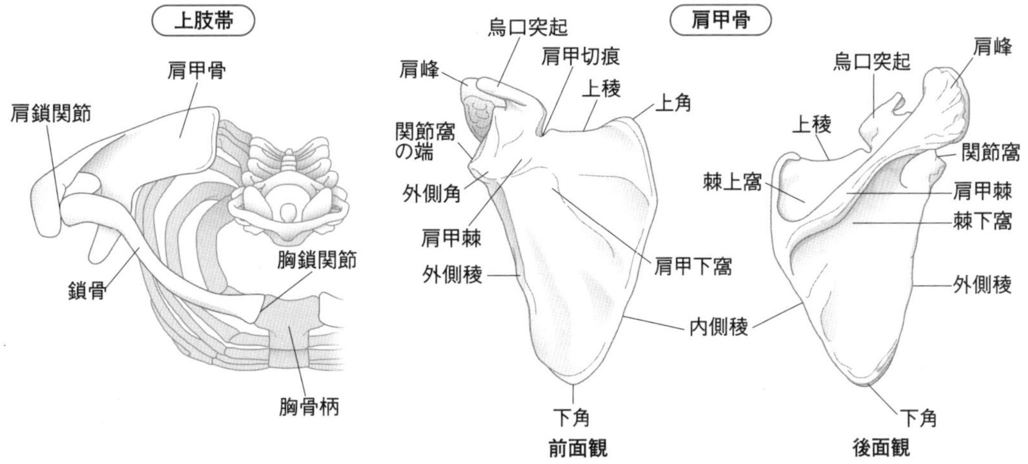


**図 2-5 上肢帯の骨**

## 問題13 上肢の骨

次の文章の空欄に、適切な語句を語句群から選び、記入しなさい。

［語句群］ 肩　外科頸　解剖頸　肘頭窩　尺　橈　肘　肘頭　腕橈　腕尺　屈伸　回旋　橈骨手根　舟状　有鈎　基節　中手

### ▶上腕の骨

- 自由上肢の肩と肘の間を上腕とよび、上腕骨がある。その先端は上腕骨頭とよばれ、肩甲骨の関節窩と①＿＿＿＿＿**関節**をつくる。
- 上腕骨頭とその他の骨端部との境界には溝のような深いくびれがあり、この部位を②＿＿＿＿＿＿とよぶ。上骨端部のおわりの部分がわずかにくびれているが、この部分を③＿＿＿＿＿＿とよぶ。
- 上腕骨の下端部後面には④＿＿＿＿＿＿とよばれる深いくぼみがみられる。上腕骨の下端部には内側上顆と外側上顆とよばれる骨の突出がみられる。

### ▶前腕の骨

- 肘から手首の間を前腕とよぶ。前腕には平行に走る⑤＿＿＿＿＿**骨**と⑥＿＿＿＿＿**骨**がある。⑤は前腕の外側すなわち母指側にあって、上部が細く下部が太い。⑤**頭**とよばれる上端部には、環状の関節面がある。この関節の回旋運動により⑤**骨**の下端は⑥**骨**のまわりを回転する。
- ⑥**骨**は前腕の内側にあり、上部が太く下部は細い。上端部には深い切れ込みがあり、ここに上腕骨の下端部がはまりこみ⑦＿＿＿＿＿**関節**をつくる。尺骨上端部の後方を⑧＿＿＿＿＿とよぶ。

### ▶肘関節

- 肘関節は上腕骨、橈骨、尺骨の間に形成され、⑨＿＿＿＿＿**関節**、⑩＿＿＿＿＿**関節**、上橈尺関節からなる。これらの関節が1つの関節包で包まれて、共通の関節腔をつくるため、まとめて肘関節と総称される。肘関節での運動は主に⑨**関節**で行われ、その運動は蝶番関節による⑪＿＿＿＿＿**運動**である。

### ▶手根骨と指の骨

- 手は手根、中手、指に分けられ、手根部には8個の小さな手根骨があり4個ずつ2列に並び、互いに靱帯で結ばれている。橈骨の下端との間に⑫＿＿＿＿＿＿＿**関節**をつくる。
- 手根骨の近位には、⑬＿＿＿＿＿**骨**、月状骨、三角骨、豆状骨があり、遠位には大菱形骨、小菱形骨、有頭骨、⑭＿＿＿＿＿**骨**がある。
- 手のひらの部分にあるのは、5本の⑮＿＿＿＿＿**骨**である。
- 指をつくる指骨は⑯＿＿＿＿＿**骨**、中節骨、末節骨の3個からなる。ただし、母指は中節骨を欠く。

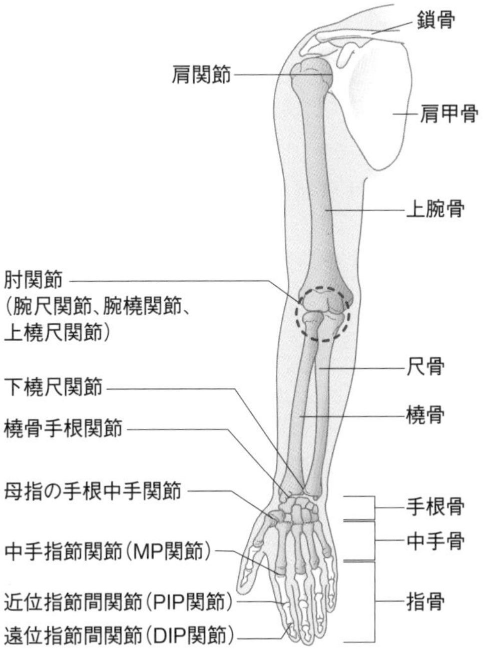


**図 2-6　上肢の骨**

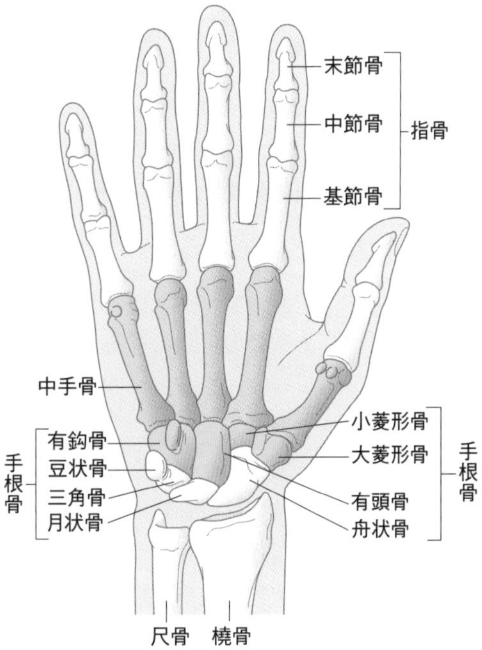


**図 2-7　手の骨**

## 問題14 下肢帯の骨

**次の文章の空欄に、適切な語句を語句群から選び、記入しなさい。**
**[語句群]　骨盤　寛　腸　股　恥　坐　寛骨臼　腸骨稜　坐骨結節　恥骨結合**
**仙腸　球　上前腸骨棘**

- 体幹と自由下肢骨とを連結しているのは左右一対の①________**骨**で、後内側で仙骨と連結し、②________を形成している。
- ①**骨**は3個の骨からなり、幼少児期に軟骨であるが、思春期のころに骨化と骨癒合が起こり、1個の①**骨**をつくる。
- ①**骨**の外面には③________とよぶ深いくぼみがあり、ここに大腿骨頭がはまり④________**関節**を形成する。④**関節**は代表的な⑤________**関節**である。
- ①**骨**を構成する⑥________**骨**は大きく広がった部分に腸を乗せていることが、その名称の由来である。⑥**骨**は後内側方で仙骨の外側面にある耳状面との間で⑦________**関節**を形成する。腸骨の上縁を⑧________とよび、腰部の皮下にその全体を触れることができる。⑧の前端部を⑨________とよぶ。
- ⑩________**骨**は①**骨**の後下部を占め、その下端部が厚みを増して⑪________をつくる。いすに座ると上半身の体重を左右の、⑪で支えることになる。
- ⑫________**骨**は①**骨**の前下部を占め、左右の⑫**骨**が正中で結合する。ここが⑬________である。

## 問題15　骨盤をつくる骨

> 次の文章の空欄に、適切な語句を語句群から選び、記入しなさい。
> また、[　] 内の語句より適切なものを選びなさい。
> [語句群]　岬角　分界線　仙　寛　大骨盤　小骨盤

- 骨盤は左右の①＿＿＿＿＿**骨**、②＿＿＿＿＿**骨**および尾骨からなり、底のぬけた、すり鉢状の骨格をなす。
- ②**骨**の上部は前方に突出しており、ここを③＿＿＿＿＿とよぶ。③から骨盤の内面を前方に向かって伸びる曲線④＿＿＿＿＿とよび、この曲線より上方を⑤＿＿＿＿＿、下方を⑥＿＿＿＿＿に区分する。また、この曲線に囲まれた平面を骨盤上口とよび、⑥の出口を骨盤下口とよぶ。
- 骨盤は全骨格のなかで、最も性差の著しいことで知られる。一般に骨盤腔の口径は女性のほうが [⑦　**小さい　大きい**　]。また、恥骨結合の下の恥骨下角の開き角は、男性が [⑧　**60度　90度**　] 前後であるのに対して、女性では [⑨　**60度　90度**　] 以上とされる。

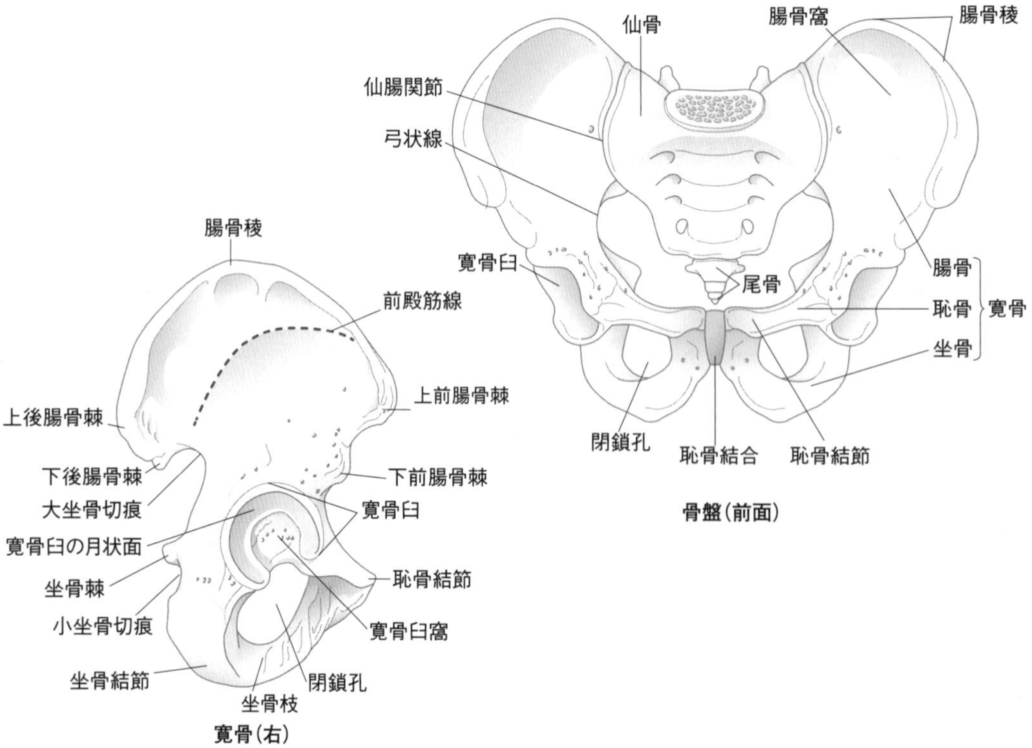


図 2-8　骨盤

## 問題16 下肢の骨

次の文章の空欄に、適切な語句を語句群から選び、記入しなさい。
[語句群（複数回の使用可）] 小転子 大転子 腓 脛 膝 距 関節半月 アキレス腱 靱帯 膝蓋 リスフラン ショパール 踵 十字靱帯

### ▶大腿の骨

- 大腿部には人体で最も長く大きな大腿骨がある。その長さはおよそ身長の１／４を占めるといわれる。大腿骨の上端には大腿骨頭があり、その下方にはいくぶん細い大腿骨頸がある。
- 大腿骨頸のすぐ下には、外側に向かって①______とよばれる大きな突出がある。また、前内側には②______とよばれる小さな突出がある。
- 大腿骨の下端部は太く、**内側顆**、**外側顆**がつくられる。内側顆と外側顆の上方にそれぞれ内側上顆、外側上顆とよばれる骨突出部があり、体表から触れることができる。

### ▶下腿の骨

- ③______**骨**は、下腿の内側すなわち母指側にある太い骨である。上端部には内外両側に浅いくぼみがあり、大腿骨下端のそれぞれ内側顆、外側顆の関節面となり、④______**関節**を形成する。
- ③**骨**の前縁と前内側面は全長にわたり皮下に触れ、前縁にものをぶつけた場合には激しい痛みを感じる「弁慶の泣きどころ」といわれる部位である。下端部は内側に内果（内くるぶし）とよばれる突出部がある。
- ⑤______**骨**は、③**骨**の外側に位置する細長い骨である。上端は⑤頭とよばれ、膝の外側下方で皮下に触れる。下端部は外側に外果（外くるぶし）とよばれる突出部がある。
- ③**骨**の下端は⑤**骨**の下端とともに、足根骨のひとつである⑥______**骨**に対する関節窩をなし、関節をつくる。

### ▶膝関節

- 膝関節は大腿骨下端と脛骨上端、および⑦______**骨**の間にある。
- 関節包は大腿骨下端の周縁から起こって脛骨上端の周縁につくが、多くの⑧______によって補強されている。膝関節では⑨______とよばれる関節内⑧がある。
- 関節内には半月状の関節板である⑩______がつくられ、浅い関節窩に深さを与えている。

### ▶足の骨

- 足は足根、中足、指に分けられ、それぞれ足根骨、中足骨、指骨からなる。
- 足根骨は７個からなり、下腿の脛骨と腓骨との関節をつくる⑪______**骨**や、⑫______が停止し踵をつくる⑬______**骨**などがある。
- ５本の中足骨がある。足の指をつくる指骨は手の指にくらべて短い。
- 足根骨の間にある関節のうち、⑬骨と立方骨の間、⑪骨と舟状骨の間の関節

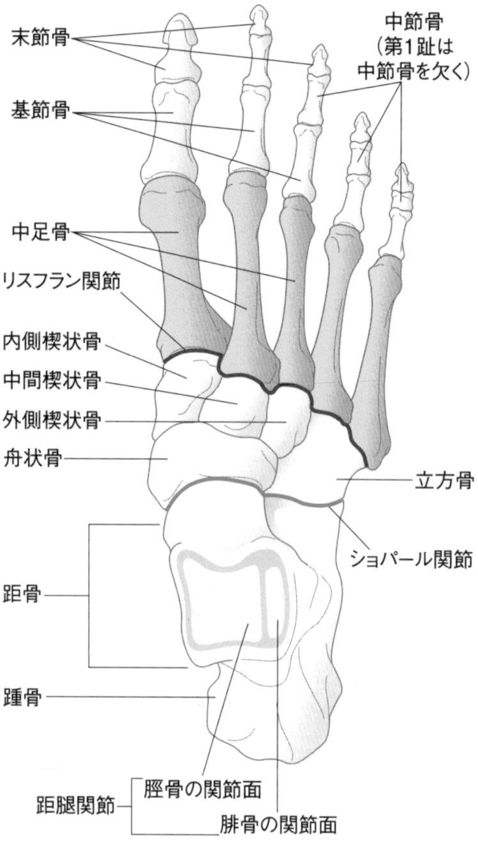


**図 2-9　下肢の骨**

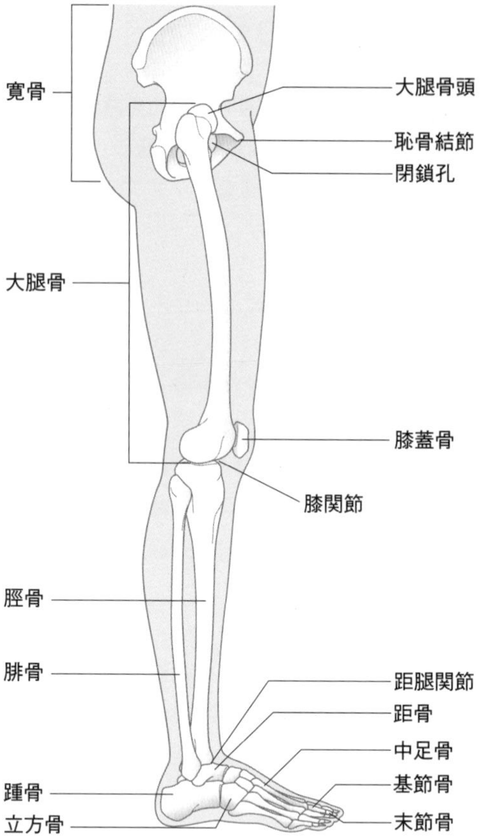


**図 2-10　足の骨**

をあわせたものを⑭＿＿＿＿＿＿＿＿**関節**とよぶ。

- 3 個の楔状骨と立方骨はそれぞれ中足骨と足根中足関節（⑮＿＿＿＿＿＿＿＿**関節**）をつくる。

# Chapter 2 骨格系 ○× 確認問題

「骨格系」に関する記述である。正しいものには○を、誤っているものには×を記入しなさい。

(　　　) ①骨は造血機能をもち、カルシウムの貯蔵庫として重要な働きをする。

(　　　) ②造血機能が活発な骨髄は、赤色骨髄という。

(　　　) ③成人では上肢や下肢の長管骨の骨髄は、赤色骨髄である。

(　　　) ④骨膜は骨の太さを成長させる。

(　　　) ⑤骨膜には血管や神経が豊富に分布し、骨に栄養を与える。

(　　　) ⑥関節包の内腔は線維膜でおおわれ、中には滑液がある。

(　　　) ⑦関節包の外側は丈夫な結合組織である腱で補強されている。

(　　　) ⑧新生児の頭蓋には骨化していない部分があり、これを泉門という。

(　　　) ⑨椎骨は椎体と椎弓からなる。

(　　　) ⑩椎骨は上から頸椎（5個）、胸椎（12個）、腰椎（7個）、仙椎（5個）、尾椎（3～5個）に区別される。

(　　　) ⑪第1頸椎は軸椎とよばれ、上面に頭蓋の後頭骨の関節面をのせる2つの関節面がある。

(　　　) ⑫胸郭は12個の胸椎と12個の肋骨および1個の胸骨からなる。

(　　　) ⑬第1～7肋骨は胸骨と直接連結している。

(　　　) ⑭胸骨は細長く扁平な骨で、胸骨柄と胸骨体に区分される。

(　　　) ⑮肩関節は肩甲骨と上腕骨頭との間にある球関節である。

(　　　) ⑯肘関節は上腕骨、橈骨、尺骨の間に形成される関節である。

(　　　) ⑰肘関節の運動は主に腕尺関節で行われ、鞍関節としての屈伸運動である。

(　　　) ⑱7個ある手根骨は、橈骨の下端との間に橈骨手根関節をつくる。

(　　　) ⑲骨盤を形成する寛骨は、腸骨と恥骨の2つの骨からなる。

(　　　) ⑳寛骨の外側には寛骨臼とよばれる深いくぼみがあり、大腿骨頭がはまり股関節を形成する。

(　　　) ㉑膝関節は大腿骨の下端と、脛骨・腓骨の上端の間にある関節である。

(　　　) ㉒腓骨は下腿の内側（母指側）にある太い骨であり、膝関節を形成する。

(　　　) ㉓脛骨と腓骨の下端は距骨と距腿関節を形成する。

Chapter

# 3 筋系

## 問題 1 骨格筋

次の文章の空欄に、適切な語句を語句群から選び、記入しなさい。
また、［　］内の語句より適切なものを選びなさい。
［語句群］ 腱　筋腹　横紋　停止　起始　滑液　腱鞘　白　赤

● 骨格筋はさまざまな形をしているが、一般に中央の太い部分を①＿＿＿＿＿とよび、筋の両端は細いか、あるいは薄い丈夫な②＿＿＿＿＿となって骨に結合している。

● ①には、骨格筋細胞が集合しており、細胞内にはアクチンフィラメントやミオシンフィラメントなどの収縮性線維タンパクが規則的に配列し、特有の③＿＿＿＿＿がみられる。骨格筋の筋線維はすべて③**筋**である。

● 骨格筋と②や筋と筋とが接近した部位には、互いが摩擦による擦れ合いを防ぐために④＿＿＿＿＿を含んだ滑液包がつくられる。

● 手や足の指を屈伸させる筋の付着部では長い腱が形成されるが、これらの腱は⑤＿＿＿＿＿とよばれる鞘状の膜に取り囲まれている。

● 筋が骨と付着するとき、体幹あるいは身体の中心に近いほうを⑥＿＿＿＿＿とよび、からだの中心から遠いほうを⑦＿＿＿＿＿とよぶ。一般的に骨格筋の⑦部は、⑥部よりも運動性が大きい。

**▶赤筋と白筋**

● 骨格筋はしばしば次のように分類される。⑧＿＿＿＿＿**筋**は、筋線維に含まれるミオグロビンを多く含み、持続性のある収縮力をもち、疲労しにくい。一方、⑨＿＿＿＿＿**筋**はミオグロビンの含有量が少なく、すばやく収縮するが疲労しやすい。収縮の速さの違いから、⑧**筋**は［⑩ **遅筋　速筋** ］、⑨**筋**は［⑪ **遅筋　速筋** ］ともよばれる。

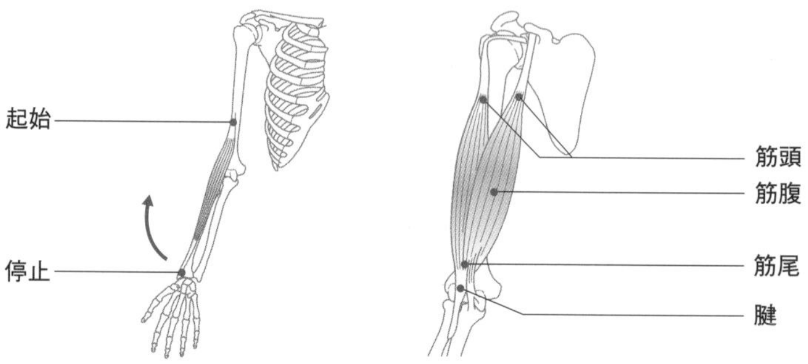


**図 3-1　筋の起始と停止**

## 問題2 頭部の筋

次の文章の空欄に、適切な語句を語句群から選び、記入しなさい。
[語句群] 頬 口輪 広頸 眼輪 顔面 前頭 側頭 咬 三叉 下顎 表情 咀嚼

- 頭部の筋は顔面の皮下にある顔面筋（または①＿＿＿＿**筋**）と、顎関節の運動にかかわる②＿＿＿＿**筋**とに分けられる。ヒトの顔面筋はとくに発達し、顔面の皮膚を微妙に変化させることにより感情表現を行う。このことから、顔面の皮膚を動かす筋のことを①**筋**とよぶ。
- ①**筋**には眉毛を引き上げたり、額にしわを寄せたりする③＿＿＿＿**筋**、眼瞼を閉じる働きをする④＿＿＿＿**筋**、口の周囲を取り囲んで口をすぼめる⑤＿＿＿＿**筋**がある。
- 頬の粘膜につく⑥＿＿＿＿**筋**は、収縮することにより口腔内圧を高め、飲み物を吸い込むために重要な表情筋である。また、顎から頸にかけて広く分布する⑦＿＿＿＿**筋**は、頸部の皮膚に縦に走るしわをつくる。
- 表情筋はすべて第7脳神経である⑧＿＿＿＿**神経**の支配を受ける。
- ②**筋**は顎関節を介して下顎骨を引き上げる筋であり、口腔内の食物を噛みくだく際に重要な働きをしている。②**筋**は、⑨＿＿＿＿**筋**、⑩＿＿＿＿**筋**、内側翼突筋、外側翼突筋からなる。奥歯を強く噛みしめると、⑨**筋**や⑩**筋**が固くなるのが体表からも触れる。
- ⑨**筋**は側頭にある扇形の筋で、頭蓋の側面から起こり、下顎骨の筋突起に停止する。⑩**筋**は頬骨弓から起こって下顎骨に停止する。
- ②**筋**は第5脳神経である⑪＿＿＿＿**神経の第3枝**（⑫＿＿＿＿**神経**）の支配を受ける。

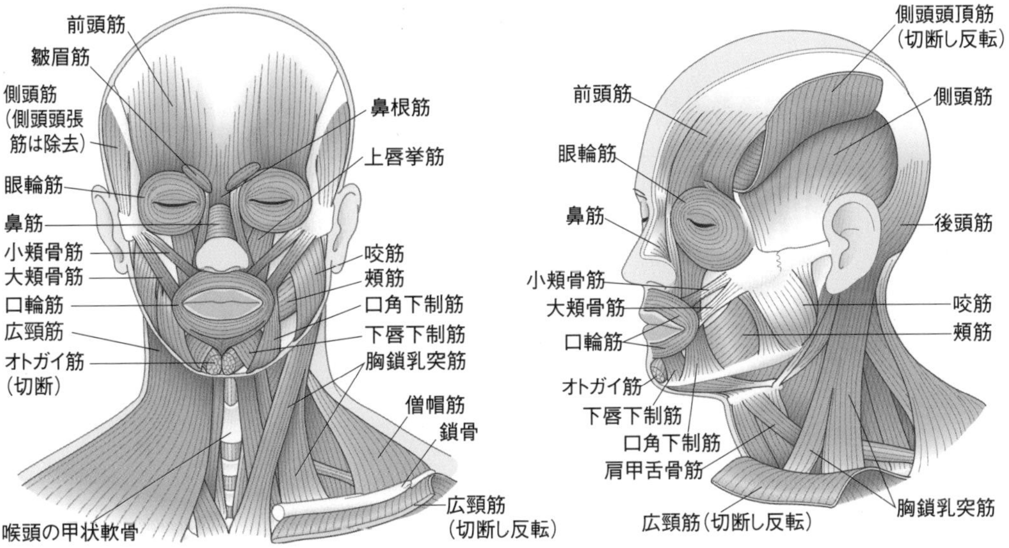


**図3-2 頭部の筋**

## 問題3　頸部の筋

次の文章の空欄に、適切な語句を語句群から選び、記入しなさい。
［語句群］　胸鎖乳突　舌骨　斜角

- ①＿＿＿＿＿＿＿**筋**は、その名が示すように胸骨と鎖骨から起こり、後上方に向かい耳の後に触れる乳様突起につく筋である。この筋の左右いずれかが収縮すると頭部は斜めに傾く。
- 前頸部には、下顎を下方に引き、嚥下の際に喉頭を上下に動かす働きをする②＿＿＿＿＿**筋群**がある。
- 頸部の外側には、頸椎の横突起から起こり、第1、2肋骨に停止する③＿＿＿＿＿**筋群**があり、前・中・後③**筋**の3つからなる。

## 問題4　横隔膜

次の文章の空欄に、適切な語句を語句群から選び、記入しなさい。
［語句群］　横隔　肋間　呼吸　腱中心　吸気　呼気　胸式　腹式　大静脈　大動脈裂　食道裂

- 横隔膜は胸腔と腹腔とを分ける膜状の構造であるとともに①＿＿＿＿＿**筋**として重要な働きをする。横隔膜が収縮するとドーム状の高まりが平坦になるため、胸腔が拡大し②＿＿＿＿＿が起こる。
- 胸腔が広げられると、それだけ腹腔が狭くなるため腹壁が前方に膨らむ。このように、横隔膜の収縮と弛緩によって呼吸が起こると同時に腹壁も動くため、横隔膜による呼吸は③＿＿＿＿＿**呼吸**とよばれる。
- 横隔膜は上位の腰椎、下位の肋骨および胸骨の剣状突起から起こり、胸腔に向かいドーム状に盛りあがり、中央部の腱様化した④＿＿＿＿＿に停止する。
- 横隔膜を貫く下大静脈、食道、大動脈は、それぞれ⑤＿＿＿＿＿**孔**、⑥＿＿＿＿＿**孔**、⑦＿＿＿＿＿**孔**を通過する。
- 横隔膜の運動性を調節する神経は⑧＿＿＿＿＿**神経**とよばれ、頸部の脊髄から起こり、心臓と肺の間を下行し横隔膜に至る。

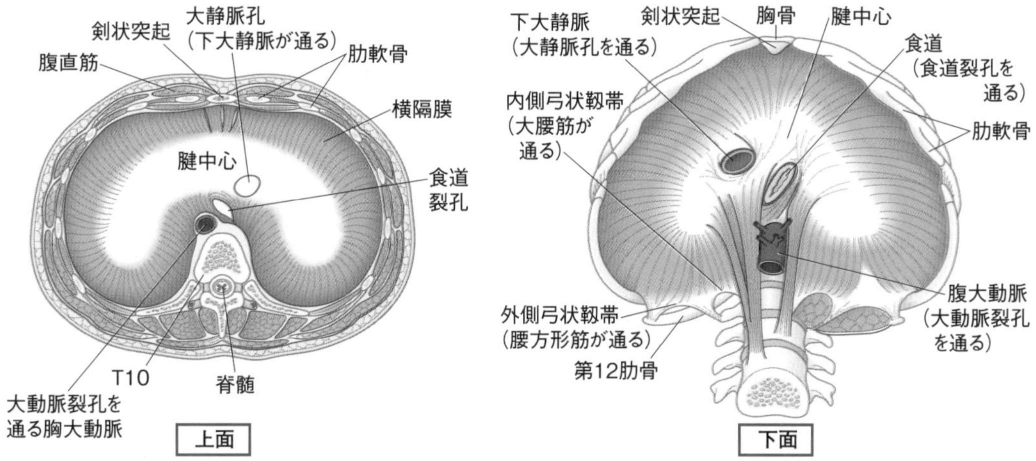


**図 3-3　横隔膜**

---

## 問題 5　胸部の筋

> 次の文章の空欄に、適切な語句を語句群から選び、記入しなさい。
> また、［　］内の語句より適切なものを選びなさい。
> ［語句群］　小胸　大胸　上腕　肩甲　外肋間　内肋間　肋間　前鋸　腹式
> 胸式

- 胸部の前部および外側部には、浅層にあって体表から触れる①＿＿＿＿＿**筋**と、その下の②＿＿＿＿＿**筋**がある。①**筋**は幅広く鎖骨と胸骨から起こり、上外方に向かって細くまとめられて③＿＿＿＿＿**骨**の上部に停止する。
- ④＿＿＿＿＿**筋**は第 1 から第 9 肋骨の広い範囲から起こり、胸郭を外側から後方に向かい⑤＿＿＿＿＿**骨**の内側縁に停止する。この筋は⑤**骨**を胸郭に沿って前に引き、上方に回転させる働きをする。
- 肋骨と肋骨の間（肋間隙）にも内外 2 層の⑥＿＿＿＿＿**筋**がある。表層にある⑦＿＿＿＿＿**筋**は肋骨の外上方から内下方に向けて斜めに走り、その下層にある⑧＿＿＿＿＿**筋**は後下方から前上方に向けて直交する。⑦**筋**の収縮により胸郭が前後、左右に拡大し、胸郭内部にある肺も拡大するため、［⑨　**吸気　呼気**　］が起こる。一方、⑧**筋**の収縮により胸郭が引き下げられると、肺が縮小し［⑩　**吸気　呼気**　］が起こる。
- このように⑥**筋**は呼吸筋として働くが、この筋の収縮により行われる呼吸が⑪＿＿＿＿＿**呼吸**である。①**筋**や④**筋**も肋骨についているため、呼吸運動の補助筋としても機能する。

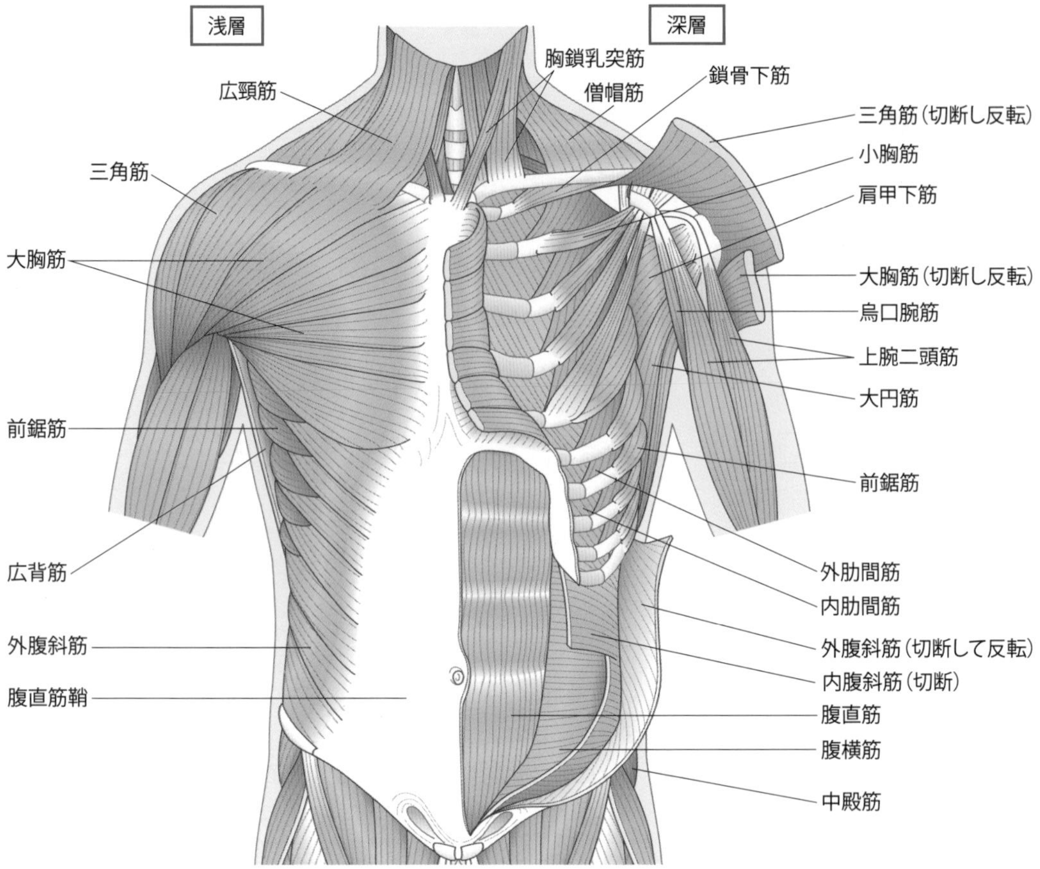


**図 3-4　体幹の筋**

## 問題 6　腹部の筋

**次の文章の空欄に、適切な語句を語句群から選び、記入しなさい。**
**[語句群]　腹直　腱画　白線　腹直筋鞘　腹横　内腹斜　外腹斜**

- 腹壁をつくる筋群として、腹直筋、外腹斜筋、内腹斜筋、腹横筋がある。
- ①＿＿＿＿＿**筋**は腹部の前面を縦に走る細長い筋であり、胸骨下端の剣状突起および下位肋骨の軟骨部と、恥骨結節の上縁を結んでいる。①**筋**は正中を走る②＿＿＿＿＿を間にはさみ、筋の途中に3から4個の腱様化した③＿＿＿＿＿をつくる。また、この①**筋**は④＿＿＿＿＿＿＿とよばれる厚い鞘状の腱膜によって包まれる。
- 側腹、いわゆる「わきばら」の筋は3層からなる。最外層をなす⑤＿＿＿＿＿＿**筋**は第5から第12肋骨に起始をもち、外側上方から内側下方に斜めに走る。その深部にある⑥＿＿＿＿＿＿**筋**は、⑤**筋**と直交するように内側上方から外側下方に走る。
- ⑥**筋**の深部にある⑦＿＿＿＿＿**筋**とあわせ、これらの3層の筋は腱膜とな

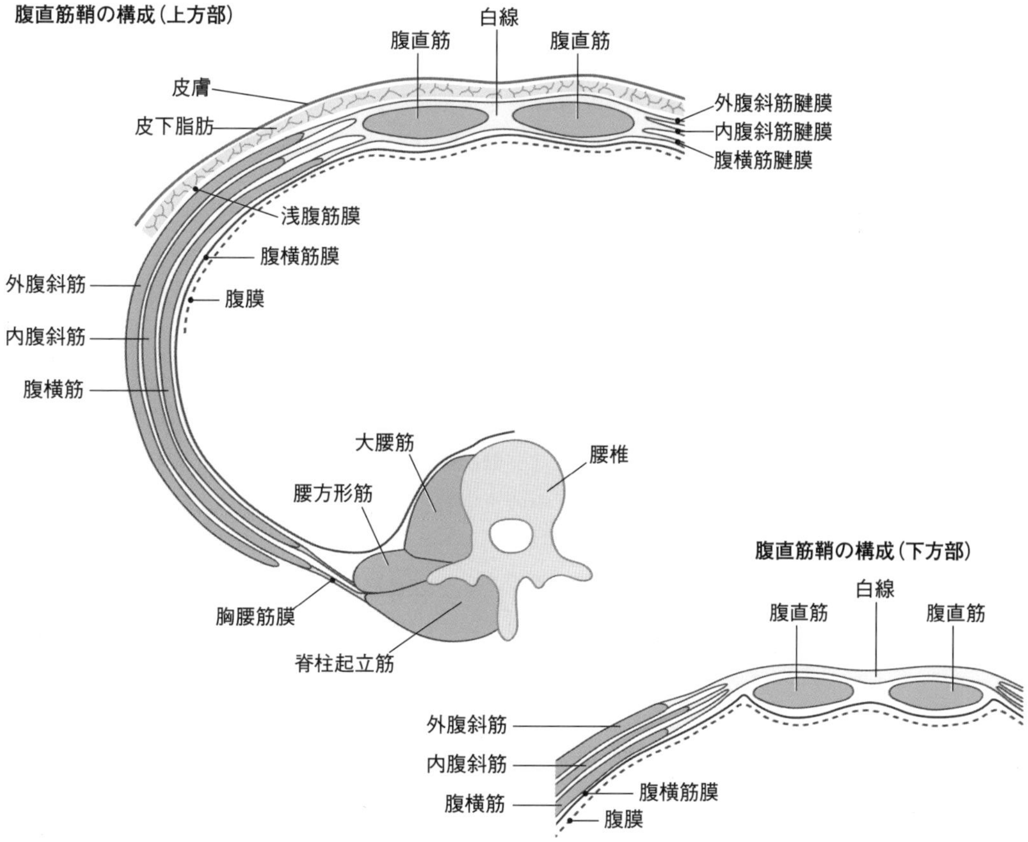


**図 3-5　腹直筋**

り、④をつくって①**筋**を前後から包む。

- これらの筋群は、腰部で身体をねじるときに重要な働きをする。また、これらの筋群は横隔膜と協調して腹壁を緊張させ、腹圧を高める働きをもつため、排便、排尿、嘔吐、分娩などの際の「いきみ」に重要な役割を担う。

## 問題 7　鼡径靭帯と鼡径管

次の文章の空欄に、適切な語句を語句群から選び、記入しなさい。
［語句群］　外腹斜　内腹斜　鼡径靭帯　恥骨結節　子宮円索　鼡径管　精索

- ①＿＿＿＿＿＿**筋**の停止部の下縁が腱膜となり、上前腸骨棘と恥骨結節の間を結んでいる。これが②＿＿＿＿＿＿である。この構造が腹部と大腿部を解剖学的に区分している。
- ②の上方には、後外側から前内側に向かって③＿＿＿＿＿＿がある。この管のなかを、男性では精管を含む④＿＿＿＿＿＿、女性では⑤＿＿＿＿＿＿が通る。

## 問題8 背部の筋

> **次の文章の空欄に、適切な語句を語句群から選び、記入しなさい。**
> **[語句群] 脊柱　僧帽　回旋　屈伸　副　胸腰筋膜　菱形　上後鋸　下後鋸　上腕　鎖　脊柱起立　固有背　腸肋　最長　棘　広背**

**▶浅背筋群**

- 浅背筋群は背部の浅層にあって主に①＿＿＿＿＿から起こるが、上肢帯の骨や上腕骨に停止して上肢の運動にかかわる。
- 背中には大きな②＿＿＿＿＿**筋**がある。この筋は、後頭骨と頸椎および胸椎の棘突起から起こり、肩甲棘と③＿＿＿＿＿**骨**に停止する。②**筋**は全体の形が菱形をしており、カトリック僧の帽子に似ていることからこの名がある。この筋は左右の肩甲骨を背中の正中線に近づけたり、肩甲骨を④＿＿＿＿＿させたりする。
- ②**筋**は、第11脳神経である⑤＿＿＿＿＿**神経**の支配を受ける。
- ⑥＿＿＿＿＿**筋**も浅背筋群の１つで、下位の胸椎と腰椎の棘突起、腸骨のほか、下位の肋骨、肩甲骨の下角から起こり、⑦＿＿＿＿＿**骨**の上部に停止する大きな筋である。⑥**筋**は上腕を体幹に近づけたり、背中にまわしたりする働きがある。広背筋の起始部は、⑧＿＿＿＿＿とよばれる広い筋膜をつくる。
- ②**筋**におおわれて⑨＿＿＿＿＿**筋**と⑩＿＿＿＿＿**筋**があり、肩甲骨を内側上方に動かす。
- ⑥**筋**におおわれた⑪＿＿＿＿＿**筋**は下位の肋骨につき、下に引くため胸郭を狭め、呼気を助ける働きをする。

**▶深背筋群**

- 浅背筋群が上肢の運動にかかわるのに対して、深背筋は発生学的にも本来の背中の筋であることから、⑫＿＿＿＿＿**筋**とよばれる。身体の大部分の筋群が脊髄神経の前枝の支配を受けているのに対して、⑫**筋**は、例外的に脊髄神経の後枝の支配を受ける。
- ⑫**筋**は後頭部から脊柱の全長に渡っておおい、脊柱の⑬＿＿＿＿＿や身体をねじる働きをする。左右の⑫**筋**が緊張していれば、「せすじ」が真っ直ぐに伸びる。このため、この筋は⑭＿＿＿＿＿**筋**とよばれる。
- ⑫**筋**は縦に走行する筋群で、棘突起の両外側に板状筋、腸肋筋、最長筋、半棘筋、棘筋、多列筋、回旋筋などが隆起をなして配列している。このうち⑮＿＿＿＿＿**筋**、⑯＿＿＿＿＿**筋**、⑰＿＿＿＿＿**筋**の３筋を合わせて⑭**筋**と総称する。

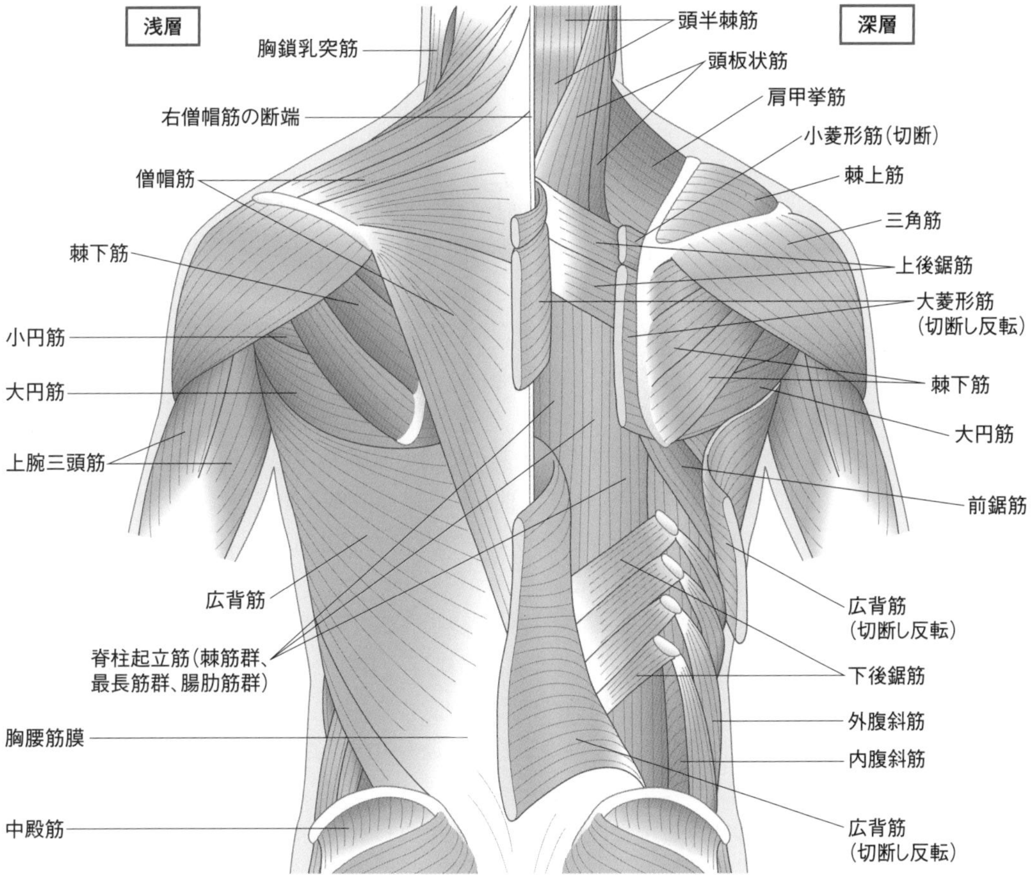


**図 3-6　背部の筋**

## 問題 9　上肢の筋

> 次の文章の空欄に、適切な語句を語句群から選び、記入しなさい。
> また、[　] 内の語句より適切なものを選びなさい。
> [語句群]　肩　上腕　棘上　大円　脱臼　橈　尺　上腕三頭　上腕二頭　橈骨
> 腋窩　腱鞘　回内　回外　回旋

**▶三角筋**

- 肩甲骨と鎖骨から起こり、①__________**関節**をおおい②__________**骨**に停止する。肩の膨らみをつくる三角形の厚くて大きな筋で、上腕を水平の高さまで持ち上げる働きをする。
- 三角筋の深部には、肩甲骨から起こる③__________**筋**、棘下筋、④__________**筋**、小円筋があり、肩関節を包むかたちでこれを保護し、⑤__________を防ぐ働きをする。

**▶上腕の筋**

上腕の筋は肘を曲げる屈筋群と、肘を伸ばす伸筋群に分けられる。

●⑥＿＿＿＿＿＿**筋**は、肘を曲げる際に収縮して力こぶをつくる。この筋は、肩甲骨から起こる長頭、短頭の2つの起始をもち、肘の関節を越えて⑦＿＿＿＿**骨**の上端に停止する。上腕筋は⑥**筋**の深層にあり、上腕骨の中部から起こって⑦**骨**の上端に停止するため、肘を［⑧　**曲げる**　**伸ばす**　］働きをする。

●⑨＿＿＿＿＿＿**筋**は、肩甲骨、上腕骨の上部と中部から起こる三頭をもつが、それぞれが1つにまとまり下行し、⑩＿＿＿＿**骨**の肘頭に停止する。この筋は肘を［⑪　**曲げる**　**伸ばす**　］働きをする。⑥**筋**や上腕筋の拮抗筋である。⑨**筋**と上腕骨の間を太い⑫＿＿＿＿**神経**が通過し、この筋を支配しつつ、斜めに下行する。

**▶前腕の筋**

●前腕の筋は上腕骨または前腕の橈骨と尺骨から起こり、手の骨に停止して、手や指の運動にかかわる。前腕の筋は屈筋群と伸筋群に分けられる。いずれも筋腹は前腕の上半にあり、腱様化した停止部は手根部の骨や指の骨に向かって長く伸びている。

●橈側手根屈筋、尺側手根屈筋、浅指屈筋、深指屈筋は、手首や指を［⑬　**屈曲**　**伸展**　］させる。指伸筋、小指伸筋、長・短母指伸筋があり、手首や指を［⑭　**屈曲**　**伸展**　］させる。

●屈筋、伸筋ともに手首の部分で多数の腱が通過するため、互いに滑らかに擦れあうように⑮＿＿＿＿＿がつくられている。

●前腕の橈骨と尺骨の間には、前腕をねじる働きをする筋がある。⑯＿＿＿＿**筋**は手背を前に向け、⑰＿＿＿＿**筋**は手掌を前に向ける働きをする。

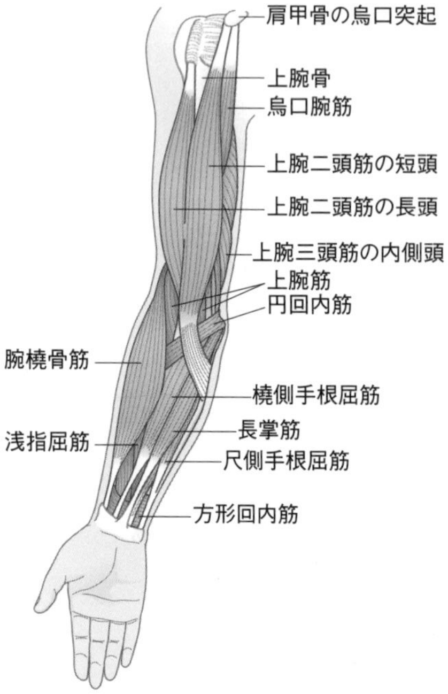


**図 3-7　上腕の筋（前面）**

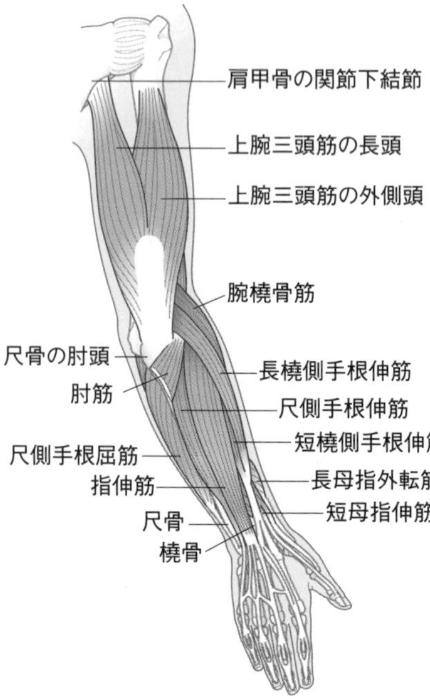


**図 3-8　上腕の筋（後面）**

## 問題10 手根部の筋と筋膜

次の文章の空欄に、適切な語句を語句群から選び、記入しなさい。
また、［ ］内の語句より適切なものを選びなさい。
［語句群］ 伸筋支帯 屈筋支帯

●手根部の背側にある①＿＿＿＿は、前腕から手に伸びる伸筋群の腱を包んでいる。伸筋支帯と骨との間には、前腕伸筋群の腱が通過する6個の管がある。これらの管には、それぞれ1個の滑液包がつくられる。

●手掌側では浅指屈筋と深指屈筋は共通の、長母指屈筋の腱は単独の滑液包によって包まれ、その表面を②＿＿＿＿が包んでいる。

**▶手の筋**

●前腕の筋が手首や指に力強い運動をもたらすのに対して、手の小筋は指先の精密で微妙な運動を生み出す。

●手にある小筋はすべて［③ **伸筋 屈筋** ］であり、手掌側に存在する。したがって、指の伸筋は前腕から伸びた筋の腱のみである。

●母指や小指の基部のふくらみ（母指球、小指球）をつくる筋や、指の骨の間にある骨間筋や虫様筋のような小さな筋があり、いずれも、ものをつかんだり、はさんだりする場合に指の特有な働きをする。

## 問題11 下肢の筋

次の文章の空欄に、適切な語句を語句群から選び、記入しなさい。
また、［ ］内の語句より適切なものを選びなさい。
［語句群（複数回の使用可）］ 大腿 大転子 小転子 腸腰 小殿 中殿 大殿 大腿二頭 大腿四頭 膝蓋靱帯 縫工 恥 閉鎖 坐骨 膝窩 ヒラメ 下腿三頭 腓腹 アキレス腱

**▶下肢帯の筋**

●腰椎や、下肢帯の骨である寛骨から起こり、①＿＿＿＿**骨**に停止する筋群を下肢帯の筋とよぶ。

●②＿＿＿＿**筋**は、大腰筋、小腰筋、腸骨筋の3つからなる。大・小腰筋は椎骨から、腸骨筋は腸骨の内面から起こり、3つの筋が合流して大腿骨の③＿＿＿＿に停止する。②**筋**が収縮すると、大腿は前方へ持ち上げられる（股関節が［④ **伸展 屈曲** ］する）。

●⑤＿＿＿＿**筋**は、腸骨と仙骨の外面から起こり、大腿骨の上部に停止する大きな筋である。⑤**筋**は皮下の脂肪組織もよく発達しており、殿部のふくらみをつくる。⑤**筋**は大腿を後方に引く働きをする。②**筋**と⑤**筋**は拮抗筋として、歩行の際には両筋が交互に働き、大腿を前後に動かす。

●⑥＿＿＿＿**筋**と⑦＿＿＿＿**筋**はともに⑤**筋**の深部に位置し、腸骨から起こり⑧＿＿＿＿＿＿に停止する。

**▶大腿の筋**

- 大腿の筋は、筋の機能的役割から伸筋、内転筋、屈筋の３つの筋群に分けられる。
- 伸筋群として⑨＿＿＿＿＿＿＿**筋**があり、大腿直筋、内側広筋、中間広筋、外側広筋の４つの起始部をもち、合流して１本の腱となって膝蓋骨を包み、さらに⑩＿＿＿＿＿＿＿となって脛骨上部の前面に停止する。⑨**筋**は大腿の前面のふくらみをつくり、膝を［⑪　**曲げる**　**伸ばす**　］働きをする。⑨**筋**は、⑫＿＿＿＿＿**神経**の支配を受ける。
- 伸筋群である⑬＿＿＿＿＿**筋**は上前腸骨棘から起こり、⑨**筋**の前面を斜めに内側下方に走り、脛骨の上端部に停止する細くて長い筋である。⑬**筋**の収縮により股関節と膝関節が［⑭　**伸展**　**屈曲**　］する。
- 内転筋群は、恥骨筋、長内転筋、大内転筋などからなり、大腿の内側部にみられる。内転筋群は、⑮＿＿＿＿**骨**から起こり、斜め外側下方に走って大腿骨に停止する。これらの筋群は大腿を内転し、股を閉じて両膝をつける働きをする。内転筋群は⑯＿＿＿＿＿**神経**の支配を受ける
- 屈筋群は大腿の後面にある。⑰＿＿＿＿＿＿＿**筋**は２つの起始部をもち、それぞれ坐骨結節と大腿骨の後面から起こり、腓骨の上端部に停止する。
- ⑰**筋**は膝関節を［⑱　**曲げる**　**伸ばす**　］働きをもち、⑲＿＿＿＿＿とよばれる膝の後面には菱形のくぼみがある。菱形の上半分の外側には、⑰**筋**の停止腱を膝関節後面の皮膚から触れることができる。上半分の内側に触れる腱は、半腱様筋と半膜様筋の停止部が腱様化したものである。大腿の屈筋群は⑳＿＿＿＿＿**神経**に支配される。

**▶下腿の筋**

- 伸筋群は脛骨の外側に位置し、前脛骨筋、長指伸筋、長母指伸筋などがある。前脛骨筋は脛骨の上部から起こり足首の内側を通り足根骨と第１中足骨に停止する。この筋の収縮によって、足の内側縁が持ち上げられ、いわゆる背屈がみられる。
- 下腿の屈筋には、ふくらはぎのふくらみをつくる㉑＿＿＿＿＿＿＿**筋**がある。この筋は表層にある２腹の㉒＿＿＿＿＿**筋**と、その深部にある㉓＿＿＿＿＿＿**筋**からなる。㉒**筋**は大腿骨の下端から起こり、㉓**筋**と合流して太い踵骨腱（㉔＿＿＿＿＿＿＿）をつくり踵骨に停止する。
- 腓骨筋群は下腿の外側部にあり、腓骨から起こり、外果の後方を回って足の外側縁に停止するため、足を外反させる。

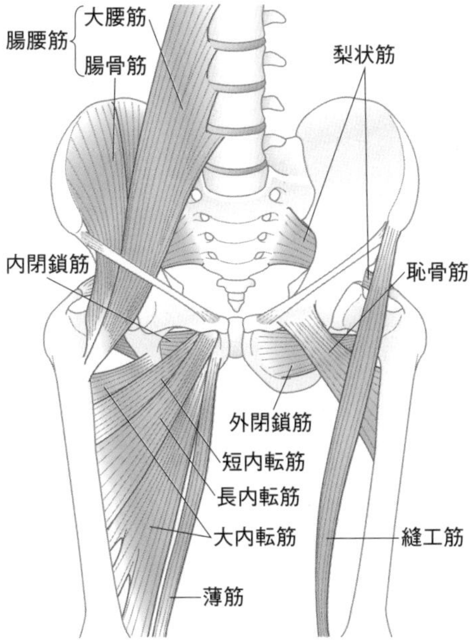


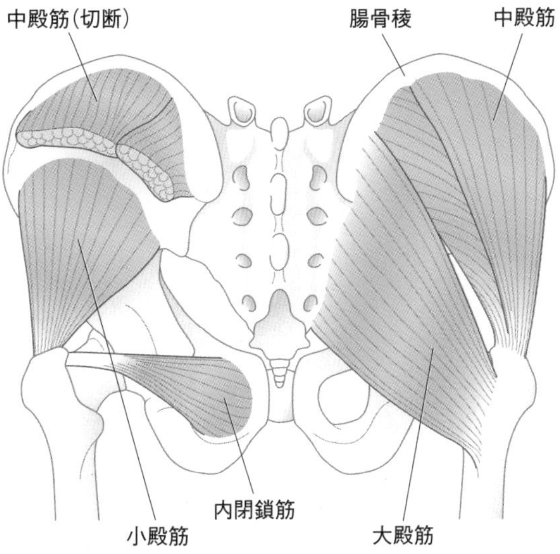


殿部の筋と外旋筋群（後面）

**図 3-9　骨盤の筋**

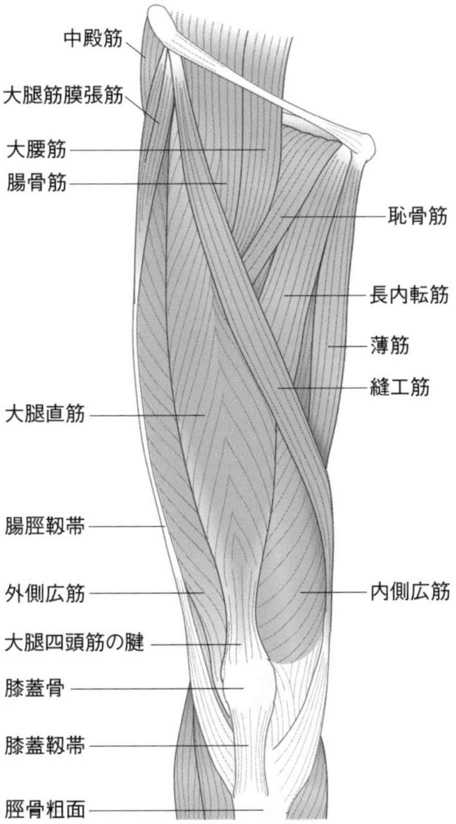


**図 3-10　大腿の筋（前面）**

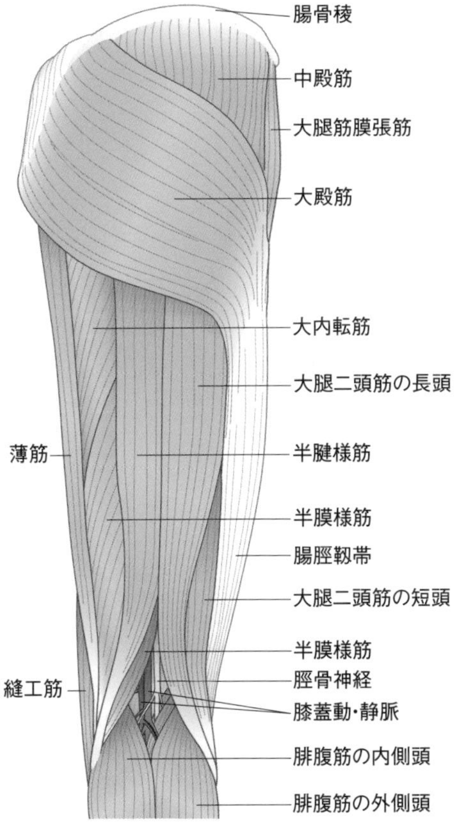


**図 3-11　大腿の筋（後面）**

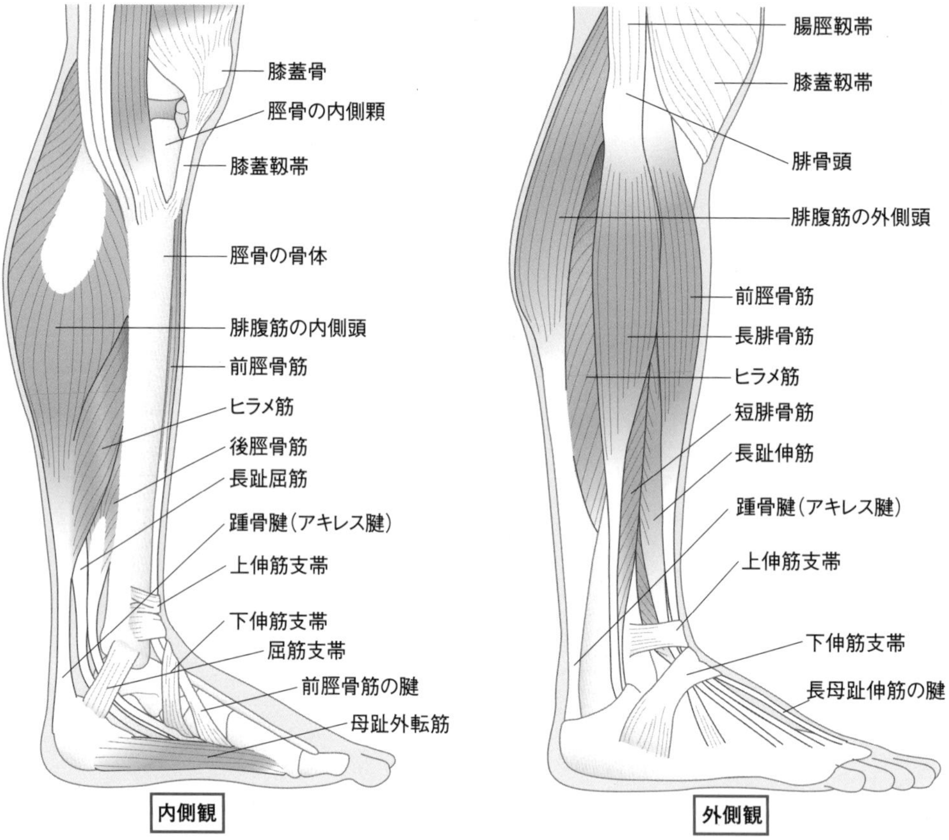
膝蓋骨
脛骨の内側顆
膝蓋靱帯
脛骨の骨体
腓腹筋の内側頭
前脛骨筋
ヒラメ筋
後脛骨筋
長趾屈筋
踵骨腱（アキレス腱）
上伸筋支帯
下伸筋支帯
屈筋支帯
前脛骨筋の腱
母趾外転筋
内側観
腸脛靱帯
膝蓋靱帯
腓骨頭
腓腹筋の外側頭
前脛骨筋
長腓骨筋
ヒラメ筋
短腓骨筋
長趾伸筋
踵骨腱（アキレス腱）
上伸筋支帯
下伸筋支帯
長母趾伸筋の腱
外側観

**図 3-12　下腿の筋**

# Chapter 3 筋系　○× 確認問題

「筋系」に関する記述である。正しいものには○を、誤っているものには×を記入しなさい。

(　　) ①筋が2つの骨と結合するとき、身体の中心に近いほうを起始とよび、中心から遠いほうを停止と呼ぶ。

(　　) ②骨格筋は、一般に中央の太い部分を筋腹とよび、筋の両端は細いか、あるいは薄い丈夫な靭帯となって骨に結合している。

(　　) ③骨格筋は赤筋、白筋、中間筋に分類され、なかでも筋線維にミオグロビンを多く含むのは白筋である。

(　　) ④表情筋は、前頭筋、眼輪筋、口輪筋、頬筋などからなる。

(　　) ⑤咀嚼筋は、側頭筋、咬筋、内側翼突筋、外側翼突筋からなる。

(　　) ⑥咀嚼筋は、顔面神経の支配を受ける。

(　　) ⑦横隔膜による呼吸は胸式呼吸とよばれる。

(　　) ⑧腹壁をつくる筋は、腹直筋、外腹斜筋、内腹斜筋、腹横筋である。

(　　) ⑨停止部の下縁が腱膜となり鼡径靭帯に終わるのが外腹斜筋である。

(　　) ⑩鼡径靭帯にある鼡径管の中を、男性では精索、女性では子宮円索が通る。

(　　) ⑪脊柱起立筋とは、腸肋筋、最長筋、棘筋の3筋の総称である。

(　　) ⑫上腕三頭筋は、肘を曲げる際に収縮して力こぶをつくる筋である。

(　　) ⑬上腕二頭筋は、肘を伸ばす働きをする筋である。

(　　) ⑭三角筋は、水平にあげた上腕を下げる働きをする。

(　　) ⑮前腕の橈骨と尺骨の間に回内筋と回外筋があり、前腕をねじる働きをしている。

(　　) ⑯手根部の背側にある伸筋支帯は、伸筋群の腱を包んでいる。

(　　) ⑰腸腰筋は、大腰筋、小腰筋、腸骨筋の3つからなる。

(　　) ⑱大殿筋は腸骨から起こり、大腿骨の上部に停止する。

(　　) ⑲大殿筋と腸腰筋は拮抗筋であり、歩行の際に両筋が交互に働き、大腿を前後に動かす。

(　　) ⑳大腿四頭筋は大腿神経の支配を受け、膝を屈曲する働きがある。

(　　) ㉑縫工筋の収縮により、股関節と膝関節が伸展する。

(　　) ㉒恥骨筋、長内転筋、大内転筋など内転筋群は閉鎖神経の支配を受け、股を閉じて両膝をつける働きをする。

(　　) ㉓大腿二頭筋は坐骨神経に支配され、膝関節を屈曲させる働きがある。

(　　) ㉔下腿三頭筋は腓腹筋とヒラメ筋からなり太い腱をつくり、踵骨に停止する。この腱がアキレス腱である。

(　　) ㉕大腿の屈筋群は坐骨神経に支配されている。

Chapter

# 4 循環器系

## 問題1 血管の構造

次の文章の空欄に、適切な語句を語句群から選び、記入しなさい。
また、［　］内の語句より適切なものを選びなさい。
［語句群（複数回の使用可）］　内皮　横紋　平滑　骨格　弾性　膠原　吻合

- 動脈や静脈の壁は、内膜、中膜、外膜の3層に区別される。
- 内膜は①＿＿＿＿＿**細胞**とよばれる1層の扁平な細胞と、これを裏打ちするわずかな結合組織からなる。中膜は血管を輪状に取り囲む②＿＿＿＿＿**筋**層からなり、細胞間に少量の結合組織を含む。外膜は内膜の周囲を取り囲む結合組織層である。
- 動脈では②**筋**層が発達しており、③＿＿＿＿＿**線維**を多量に含む。とくに大動脈などの太い動脈では③**線維**の量が②**筋**をしのぐ。
- 静脈では④＿＿＿＿＿**筋**層が薄く、⑤＿＿＿＿＿**線維**も動脈より少ない。

**▶毛細血管**

- 毛細血管は心臓から起こる動脈が末梢に向かうにつれて分岐を繰り返して、しだいに細くなり最終的に毛細血管となる。互いに網目状に⑥＿＿＿＿＿し、ここで組織との間の物質交換が行われる。また、血液の流れが緩やかであるため、組織との間の物質交換に都合がよい。
- 毛細血管の壁は1層の扁平な内皮細胞のみからなり、中膜や外膜をもたない。
- 内分泌器官にみられる毛細血管や、肝臓の洞様毛細血管では、内皮細胞に物質を選択的に透過する特殊な小孔が発達している。

**▶動静脈吻合**

- 動静脈吻合は、毛細血管を経ずに小（細）動脈と小（細）静脈がつながる。指先や手掌、顔面などにある。

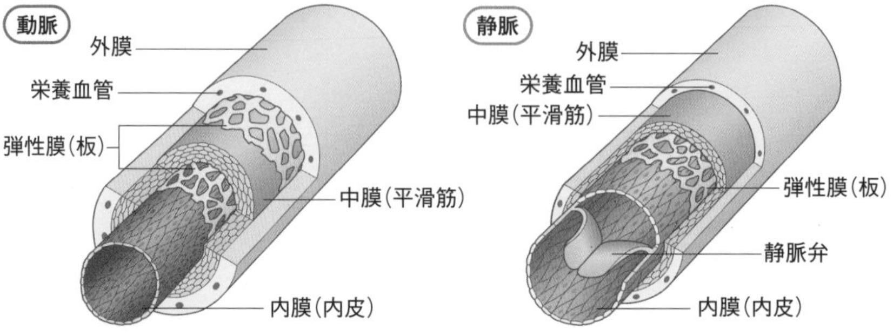


**図4-1　動脈と静脈**

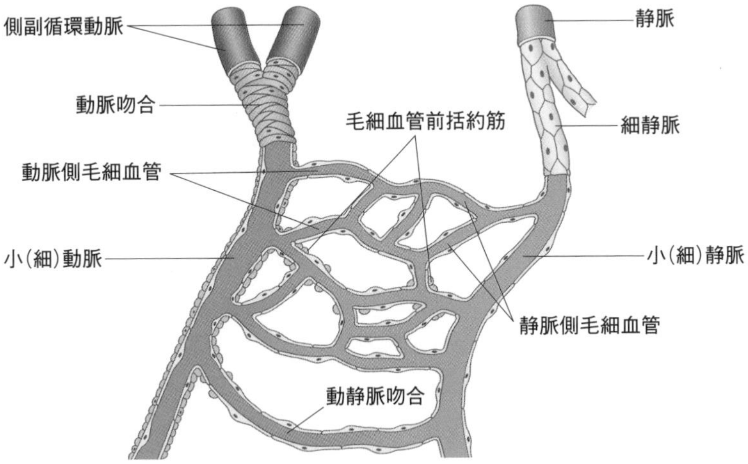


**図 4-2　動脈・静脈・毛細血管**

---

## 問題 2　心臓

次の文章の空欄に、適切な語句を語句群から選び、記入しなさい。
［語句群（複数回の使用可）］　横隔膜　縦隔　心尖　心底　漿　粘　心外　心内　内皮　心筋　左心室　右心室　右心房　左心房　卵円孔　卵円窩　肺循環　体循環　乳頭筋　半月　房室　二尖　三尖　僧帽　腱索

### ▶心臓の位置

- 心臓は左右の肺の間にある①＿＿＿＿＿＿に位置し、②＿＿＿＿＿＿の上にのっている。心臓は伸縮により形を変化させるが、にぎりこぶしの大きさである。心臓の下部はやや左に片寄り、③＿＿＿＿＿＿とよばれる下端部は左第5肋間隙の鎖骨中線の内側付近に位置する。

### ▶心膜と心膜腔

- 心臓は④＿＿＿＿＿＿とよばれる閉じた空所に納められており、心臓そのものの表面と空所の壁の内面は⑤＿＿＿＿＿＿**膜**でおおわれている。心臓を直接おおう⑤**膜**は臓側心膜（心膜の臓側板）または⑥＿＿＿＿＿＿**膜**とよばれ、④の壁の内面をおおう部分は壁側心膜（心膜の壁側板）とよばれる。臓側心膜は心臓に出入りする大血管の基部で折れかえり、壁側心膜に連続している。心膜腔は少量の漿液で潤っていて、心臓が滑らかに拍動するための潤滑剤の働きをする。

### ▶心臓の壁の構築

- 心臓の壁は内側から内膜、筋層、外膜の3層で構成される。心内膜は血管内膜と同様、⑦＿＿＿＿＿＿**細胞**とよばれる扁平な細胞と、これを裏打ちする薄い結合組織層からなる。
- 中層をなす筋層は厚い⑧＿＿＿＿＿＿**層**であり、心房では薄いがとくに⑨＿＿＿＿＿＿では全身に血液を拍出するため⑧**層**が厚くなっている。

●外膜は心臓の外表面をおおう⑤**膜**と、これを裏打ちする結合組織層からなり、結合組織層には心臓を養う血管や支配する神経が通過する。

**▶心臓の内部構造**

●心臓の内部は上部の心房と下部の心室からなるが、ともに中隔によって左右に区分され、形も働きも異なる4つの部屋をもつ。

●心房中隔の右心房面には、⑩＿＿＿＿＿＿とよばれるくぼみがみられる。これは胎生期にあった⑪＿＿＿＿＿＿が閉じてできた痕跡構造である。

●⑫＿＿＿＿＿＿は上大・下大静脈から流入する静脈血を受けとり、⑬＿＿＿＿＿＿に運ぶ。⑬から左右の肺動脈により運び出される静脈血は、肺でガス交換されて動脈血となり、左右各2本の肺静脈を通って⑭＿＿＿＿＿＿に運びこまれる。⑭から⑮＿＿＿＿＿＿に運ばれた動脈血は、大動脈を通って全身に運ばれる。

●心臓からの血液循環は、⑫から⑬を経て肺に送られる⑯＿＿＿＿＿＿（小循環）と、⑭を経て⑮から大動脈を通って全身に運ばれる⑰＿＿＿＿＿＿（大循環）とに区別される。

**▶心臓の弁**

●左右の心房と心室の間は⑱＿＿＿＿＿＿**弁**で仕切られ、右の房室弁は3枚あり⑲＿＿＿＿＿＿**弁**、左は2枚からなり⑳＿＿＿＿＿＿**弁**または㉑＿＿＿＿＿＿**弁**とよばれる。それぞれの⑱**弁**の先端付近から数本の㉒＿＿＿＿＿＿とよばれるヒモ状の構造が伸びて、左右の心室にある㉓＿＿＿＿＿＿の先端部にそれぞれ結合している。

●肺動脈と大動脈の基部には3枚のポケット状の弁からなる㉔＿＿＿＿＿＿**弁**があり、それぞれの弁が血流の方向性を決めて逆流を防止している。

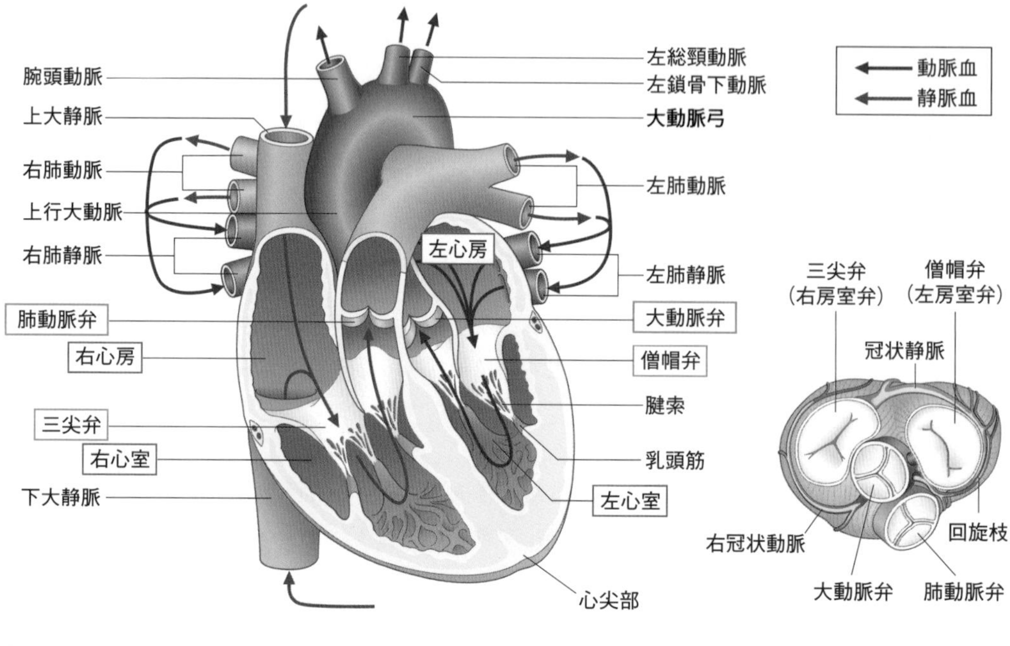


**図 4-3　心臓の内腔と弁**

## 問題3 刺激伝導系

次の文章の空欄に、適切な語句を語句群から選び、記入しなさい。
[語句群] 房室 洞房 交感 副交感 プルキンエ線維 ヒス束

- 心臓が血液を規則的に送り続けるためには、心房と心室が順序よく収縮と弛緩を繰り返す必要がある。このような心筋の収縮のリズムを調節するのが、**刺激伝導系**とよばれる特殊な心筋組織からなる構造である。刺激伝導系は以下の順序で興奮を伝導する。
- ①＿＿＿＿＿＿**結節**（キース・フラックの結節）は上大静脈の基部にある特殊な心筋の集合部で、**心臓のペースメーカー**（**歩調取り**）とよばれる。心拍のリズムはここで決められる。心拍リズムは自律神経の調節を受け、②＿＿＿＿＿＿**神経**は心拍を速め、③＿＿＿＿＿＿**神経**は抑制的にはたらく。
- ④＿＿＿＿＿＿**結節**（田原の結節）は、右心房の下部にある特殊心筋の集合部を指す。
- ④**結節**にはじまる特殊心筋線維の束を⑤＿＿＿＿＿＿とよぶ。⑤は心房と心室の間に介在する結合組織を貫き、**右脚**と**左脚**の２つに分かれて心室中隔の中を下行し、心室に至る。
- 心室中隔の下端部に到達すると、⑤は左右の心室の外側壁に枝分かれしながら広く分布する。収縮の興奮は、ヒス束から細く分岐した⑥＿＿＿＿＿＿＿＿＿により心室筋、乳頭筋へと伝導される。⑥の末端部は、いたるところで一般の心筋に移行する。

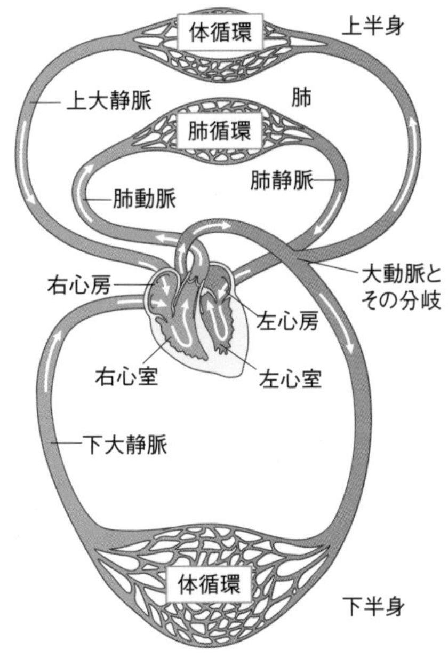


**図 4-4 体循環と肺循環**

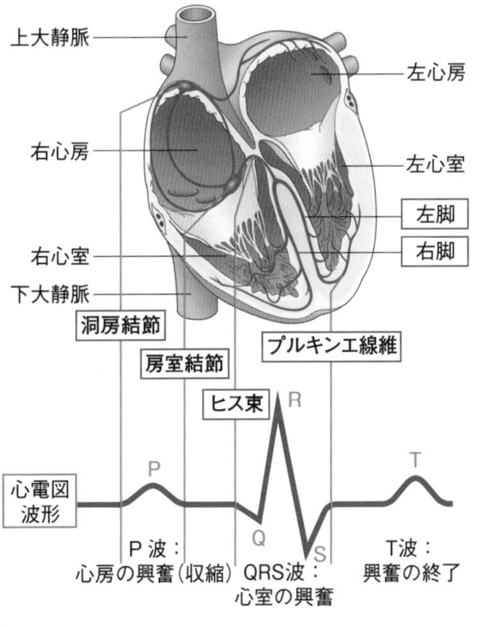


**図 4-5 刺激伝導系**

## 問題4 心臓自身を養う血管（心臓の栄養血管）

次の文章の空欄に、適切な語句を語句群から選び、記入しなさい。

［語句群］ 冠状静脈洞　冠状動脈　心筋梗塞　狭心症　右心房　左心房

- 心臓には太い血管が出入りするが、いずれも身体各部との血液運搬にかかわる、いわば**機能血管**とよぶべきものである。これに対して、心臓自身を養う血管（**栄養血管**）は①＿＿＿＿＿＿＿＿とよばれ、大動脈弁を過ぎるとすぐに分岐する最初の動脈の枝で、左右1対向かいあって起こり、心臓全体に新鮮な動脈血を送る。
- 心臓を養った血液は、心臓の後面にある②＿＿＿＿＿＿＿＿に集められ③＿＿＿＿＿＿に戻る。①の枝に動脈硬化などによる血液の通過障害が起きると、その動脈に養われる領域の心筋が虚血し狭心症を引き起こす。完全に閉塞し心筋が壊死に陥ると④＿＿＿＿＿＿＿＿となる。
- 心臓壁を養う動脈は、動脈の枝の間に十分な太さの血管による吻合が形成されない。このことから、1本の枝が閉塞すると隣接する動脈では血液の不足を補えず、この枝によって養われている心筋が死滅してしまう。

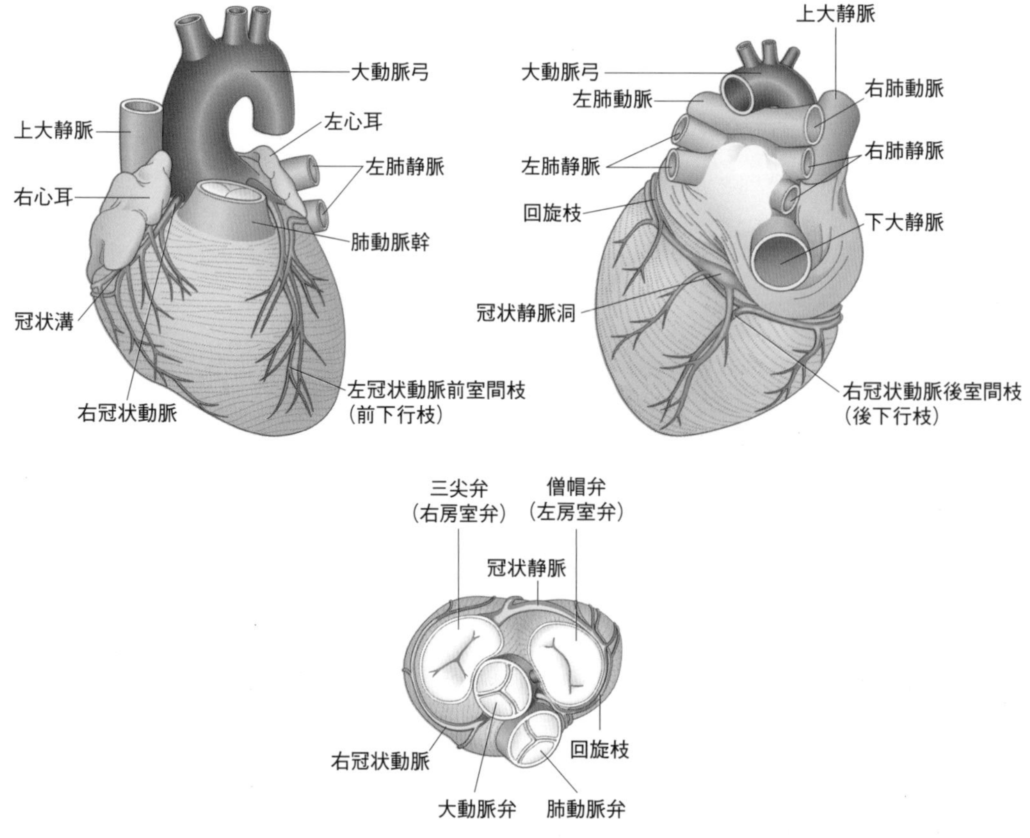


**図4-6　心臓を養う血管**

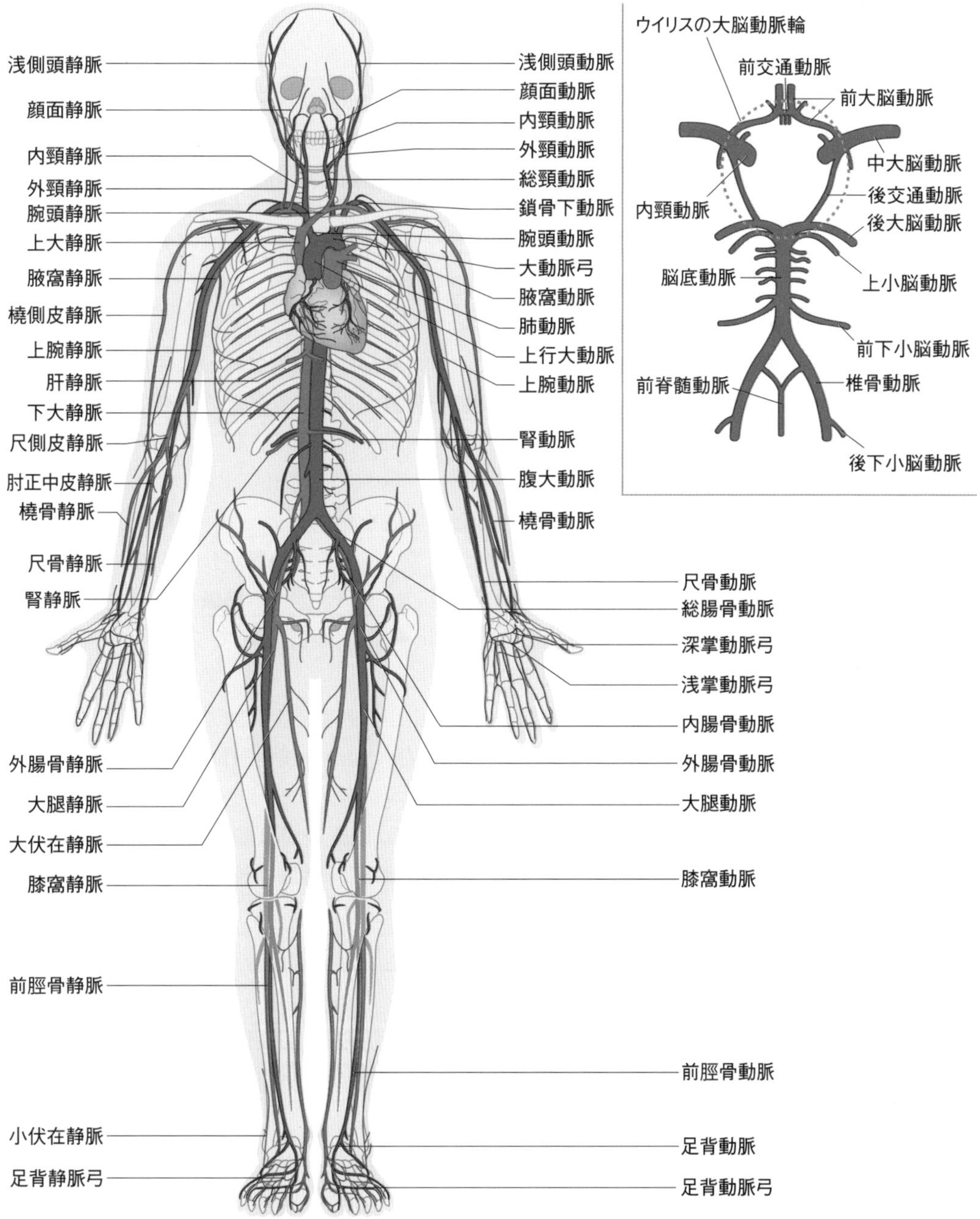


**図 4-7　全身をめぐる主な動脈と静脈**

## 問題5 大動脈

**次の文章の空欄に、適切な語句を語句群から選び、記入しなさい。**
**［語句群］ 冠状　腕頭　左鎖骨下　左総頸　右鎖骨下　右総頸　内頸　外頸　顔面　頸動脈管　椎骨　交通　脳底　大脳動脈輪　前　後　動脈瘤**

●左心室から起こる大動脈は、上行大動脈、大動脈弓、下行大動脈と名称を変え、分枝しながら腹腔の後部を下行する。

**▶上行大動脈**

●上行大動脈は心臓から起こる。その基部には大動脈球とよばれる膨らみがあり、左右一対に①＿＿＿＿**動脈**を分枝する。大動脈球の内腔は大動脈洞（バルサルバ洞）とよばれる。

**▶大動脈弓とその枝**

●大動脈弓から、頭部の右半分と右上肢を養う②＿＿＿＿**動脈**が起こり、さらに③＿＿＿＿**動脈**と④＿＿＿＿**動脈**が分枝する。

●②動脈は⑤＿＿＿＿**動脈**と⑥＿＿＿＿**動脈**を分枝する。左右の総頸動脈は頸部を上行し、甲状軟骨の外側上縁で⑦＿＿＿＿**動脈**と⑧＿＿＿＿**動脈**とに分枝する。

●⑦**動脈**は頭蓋骨の外側に分布し、上甲状動脈、舌動脈、⑨＿＿＿＿**動脈**を分枝する。また、耳の前から側頭部に向かう浅側頭動脈も⑦**動脈**の枝であり、耳の前で拍動を触れる。

●⑧**動脈**は⑩＿＿＿＿を通り、頭蓋腔ではじめて眼動脈、前大脳動脈、中大脳動脈などを分枝する。これら⑧**動脈**の枝は眼球に血液を運ぶほか、左右の⑪＿＿＿＿**動脈**が合流してつくる⑫＿＿＿＿**動脈**と⑬＿＿＿＿**動脈**でつながって⑭＿＿＿＿（ウイリスの⑭）を形成し、脳全体を養う。

●前大脳動脈と中大脳動脈は、大脳の⑮＿＿＿＿**頭葉**や側頭葉を養う。また、後下小脳動脈、前下小脳動脈、上小脳動脈、後大脳動脈は、延髄、橋、小脳、⑯＿＿＿＿**頭葉**などを養う。

●⑭は特殊な分枝と吻合をつくるため、⑰＿＿＿＿の好発部位となる。

**▶中硬膜動脈**

●中硬膜動脈は⑦**動脈**の枝でありながら、頭蓋骨を通って脳硬膜に血液を運ぶ例外的な動脈である。中硬膜動脈は、頭蓋底にある棘孔とよばれる小さな孔を通って頭蓋腔に進入し、脳硬膜に広く分布する。しかし、この動脈は脳に血液を運ぶことはない。

## 問題6 鎖骨下動脈とその枝

**次の文章の空欄に、適切な語句を語句群から選び、記入しなさい。**
**[語句群] 上腕 腋窩 尺骨 橈骨**

- 肩から上肢にかけて分布する動脈で、鎖骨の下を通り腋窩に進入すると①＿＿＿＿＿**動脈**、上腕に達すると②＿＿＿＿＿**動脈**と名称を変え、さらに肘の屈側（肘窩）で次の２つの動脈に分枝する。
- ③＿＿＿＿＿**動脈**は前腕の橈骨に沿って下行し、手首の前面外側で脈をとる動脈として知られる。②**動脈**は血圧測定の際にマンシェットを適切に巻くために探したり、血管音を聴取するために聴診器を当てる場所である。
- ④＿＿＿＿＿**動脈**は尺骨に沿って下行し、③**動脈**と手掌で吻合して浅・深掌動脈弓とよばれる二重の動脈のループをつくる。このループから、それぞれの指の外側皮下で動脈が分枝するため、指の出血を止めるためには、指の付け根の掌側面を押さえればよい。

## 問題7 下行大動脈とその枝

**次の文章の空欄に、適切な語句を語句群から選び、記入しなさい。**
**[語句群（複数回の使用可）] 腹大 胸大 横隔膜 腹腔 総腸骨 上腸間膜 下腸間膜 腎 内腸骨 外腸骨 内陰部**

- 下行大動脈が食道の左を下行しつつ食道の後方に回り、①＿＿＿＿＿を貫くまでの部分を②＿＿＿＿＿**動脈**とよぶ。この間に各肋間隙を養う肋間動脈、気管支や肺に酸素と栄養を運ぶ数本の細い気管支動脈、食道を養う食道動脈を分枝する。
- ①を貫き腹部を下行し骨盤腔の入り口で左右の③＿＿＿＿＿**動脈**に分枝するまでを④＿＿＿＿＿**動脈**とよび、その枝は腹部の内臓と腹壁に分布する。
- 腹部と骨盤部の消化管を養う動脈として、上から⑤＿＿＿＿＿**動脈**、⑥＿＿＿＿＿**動脈**、⑦＿＿＿＿＿**動脈**をそれぞれ不対性に分枝する。⑤**動脈**は、胃や肝臓、胆嚢、膵臓、十二指腸を養う。⑥**動脈**は十二指腸から、膵臓、空腸、回腸、盲腸、上行結腸、横行結腸の遠位１/３付近に至る消化管を養う。⑦**動脈**は、横行結腸以降の消化管を養う。これら３本の動脈の末梢部では、それぞれの境界領域で互いに吻合を形成する。
- 腹大動脈の枝として、上記のほかに⑧＿＿＿＿＿**動脈**、卵巣動脈、精巣動脈がある。左右の⑧**動脈**は太く、腎門から腎臓に入って分枝し、血液中の老廃物を尿として排泄する重要な働きをする。
- 腹大動脈は第４腰椎の高さで左右の⑨＿＿＿＿＿**動脈**に分かれ、さらに分枝して⑩＿＿＿＿＿**動脈**と⑪＿＿＿＿＿**動脈**に分かれる。
- ⑩**動脈**は骨盤内臓に分布する動脈で、臓側枝と壁側枝に分かれ、骨盤の外側壁を下行しつつ膀胱や直腸下部に血液を運ぶほか、女性では子宮、卵管、男性では精管、精嚢、前立腺に分布する。

- ⑩**動脈**の枝として⑫＿＿＿＿＿＿**動脈**がある。この動脈は坐骨の内側面を前に進み、肛門周辺から会陰、陰茎または陰核にまで血液を運ぶ。

---

## 問題8 下肢を養う動脈

> **次の文章の空欄に、適切な語句を語句群から選び、記入しなさい。**
> **[語句群]　大腿　腓骨　脛骨　後脛骨　膝窩　足背　鼡径靱帯　足底動脈弓　前脛骨**

- 外腸骨動脈は①＿＿＿＿＿＿の下を大腿静脈の外側、大腿神経の内側を通って下行し、②＿＿＿＿＿＿**動脈**と名称を変える。
- ②**動脈**は大腿の前面を下行しながら後方に回り、膝関節の後面を通る部分は③＿＿＿＿＿＿**動脈**とよばれる。この動脈は前・後の④＿＿＿＿＿＿**動脈**を分枝し、⑤＿＿＿＿＿＿**動脈**から⑥＿＿＿＿＿＿**動脈**が起こる。
- ⑦＿＿＿＿＿＿**動脈**は足背部を通って⑧＿＿＿＿＿＿**動脈**をつくる。⑧**動脈**は足首の近くで皮下の浅いところを通過するため、体表から拍動を触れることができる。
- ⑤**動脈**は下腿の後面の深いところを下行し、脛骨の内果の後方を回って足底に至る。⑤**動脈**は内果の後下方で、皮膚の上から脈拍を触れることができる。
- ⑧動脈は足底部の深層で手掌と同様にループ状の⑨＿＿＿＿＿＿を形成する。足の指に分布する動脈はこの動脈弓から起こる。

---

## 問題9 静脈系

> **次の文章の空欄に、適切な語句を語句群から選び、記入しなさい。**
> **[語句群]　上大　下大　皮　深　冠状静脈洞　硬膜静脈洞**

- 心臓から血液を送り出す大動脈は１本であるが、静脈血を末梢から心臓の右心房に運び入れる静脈は、①＿＿＿＿＿＿**静脈**と②＿＿＿＿＿＿**静脈**の２本である。①**静脈**は頭・頸部および上肢からの静脈血を、②**静脈**は体幹と下肢からの静脈血を右心房にもち帰る。
- 心臓を養ったあとの静脈血は、③＿＿＿＿＿＿を経て直接右心房に流入する。
- 静脈は皮下の結合組織層に分布する④＿＿＿＿＿＿**静脈**と、筋や内臓に分布する⑤＿＿＿＿＿＿**静脈**に分けられる。⑤**静脈**は動脈に伴って走行するため伴行静脈ともいわれ、動脈と同名でよばれる。
- 脳の静脈は大脳の外表面に集められ運び出されるため、動脈と異なる走行がある。⑥＿＿＿＿＿＿は、脳からの静脈血を集め内頸静脈と合流する。

## 問題10 上大静脈に合流する静脈

次の文章の空欄に、適切な語句を語句群から選び、記入しなさい。
[語句群（複数回の使用可）]　腕頭　外頸　内頸　鎖骨下　橈骨　尺骨　腋窩　奇　半奇　右心房　中心静脈栄養　上腕

- 上大静脈は、頭部、頸部および上肢からの血液を集める太い静脈で、左右の①＿＿＿＿＿**静脈**が合流してできる。上大静脈は上行大動脈の右側を下行し、②＿＿＿＿＿に流入する。
- ①**静脈**は、③＿＿＿＿＿**静脈**と④＿＿＿＿＿**静脈**が合流したものである。
- ③**静脈**は、内頸動脈と外頸動脈が養う脳や頭頸部からの静脈血を集め、内頸動脈、総頸動脈の走行に沿って下行し、①**静脈**に合流する。
- ⑤＿＿＿＿＿**静脈**は、側頸部の皮下を斜め後下方に走り、④**静脈**に合流する皮静脈で、体表からも観察される。外頸動脈とは伴行せず、頭頸部の表在性静脈を集める。
- 鎖骨下静脈は同名の動脈に伴行する。⑥＿＿＿＿＿**静脈**、⑦＿＿＿＿＿**静脈**が合流して⑧＿＿＿＿＿**静脈**をつくり、さらに⑨＿＿＿＿＿**静脈**となり、⑩＿＿＿＿＿**静脈**に上肢の静脈血を運ぶ。
- 上肢の皮静脈は部位によって体表からも観察できるが、その分布のかたちは個人差が著しい。上腕から肘および前腕にかけて、橈側皮静脈、尺側皮静脈、肘正中皮静脈が分布している。前腕や肘窩の皮静脈は、採血や点滴静脈注射に用られることが多い。
- ⑩静脈は、⑪＿＿＿＿＿＿＿＿のためのカテーテルの挿入部位として用いられる。
- 肋間静脈、気管支静脈、食道静脈などからの静脈血を運ぶ静脈を⑫＿＿＿＿＿**静脈**という。⑫**静脈**系は脊柱の両側に沿って上行する静脈であり、右側の⑫**静脈**と左側のやや細い⑬＿＿＿＿＿**静脈**とからなる。両者の間には複数の吻合枝がある。⑫**静脈**は、下大静脈、総腸骨静脈と連結し、上方では上大静脈に注ぎ込む。⑬**静脈**は上方で右側に屈曲し、⑫**静脈**に注ぐ。

## 問題11 下大静脈に合流する静脈

**次の文章の空欄に、適切な語句を語句群から選び、記入しなさい。**
**［語句群］ 総腸骨　外腸骨　内腸骨　大腿　膝窩　腓骨　脛骨　小伏在　大伏在**

- 下大静脈は親指ほどの太さの静脈本幹をなし、下肢や骨盤内からの静脈血を集める左右の①＿＿＿＿＿**静脈**が腰椎下端部で合流したものである。
- ①**静脈**は骨盤内臓や骨盤壁、殿部からの静脈血を集める②＿＿＿＿＿**静脈**と、下肢からの血液を集める③＿＿＿＿＿**静脈**が合流したものである。
- ③**静脈**は下肢の静脈の本幹をなし、鼡径靱帯の下を通り下肢に向かう部位から④＿＿＿＿＿**静脈**と名称を変える。④**静脈**以下の下肢の静脈は同名の動脈に伴行する。
- 下肢の皮静脈には⑤＿＿＿＿＿**静脈**と⑥＿＿＿＿＿**静脈**がある。⑤**静脈**は足背の皮静脈から始まり、内果の前を通り下腿、大腿の内側面を上行して大腿静脈に注ぐ。足背外側部からの血液は、外果の後方を通って⑦＿＿＿＿＿**静脈**に注ぐ⑥**静脈**によって運ばれる。

## 問題12 門脈系

**次の文章の空欄に、適切な語句を語句群から選び、記入しなさい。**
**［語句群］ 門脈　下大　洞様　メドゥーサの頭　側副　肝**

- 胃や腸、脾臓、膵臓などの消化器官からの静脈血は直接下大静脈に注ぐことなく、①＿＿＿＿＿とよばれる静脈によって肝臓に運ばれ、肝臓を経由して②＿＿＿＿＿**静脈**に注ぐ。この静脈は一般の静脈と異なり、弁をもたない。
- ①は胃や腸の粘膜上皮に分布する毛細血管が集まってつくられる静脈であるが、肝臓内に進入すると再び分枝して、③＿＿＿＿＿**毛細血管**とよばれる特殊な毛細血管をつくる。肝臓内では、これらの毛細血管が④＿＿＿＿＿**静脈**に集められ、横隔膜の直下で②**静脈**に注ぐ。このように、門脈は毛細血管の間に介在する特殊な静脈である。
- ①に注ぎ込む主要な静脈には、上腸間膜静脈、下腸間膜静脈、脾静脈、胃静脈がある。①に運ばれる静脈血の大部分は肝臓に注ぎ込むが、一部は細い静脈を介して一般の体循環系の静脈に注ぐ。
- 肝硬変などによって①血の通過障害が起こり、①内圧が亢進すると、①に逆流を防ぐ弁が形成されないため⑤＿＿＿＿＿**（血行）路**とよばれるこれらの経路を通り、大量の静脈血が肝臓を通らずに一般の体循環の経路を通って直接心臓に戻されることになる。この結果、胃噴門部や直腸下部に形成された静脈瘤からの大出血を起こしたり、臍周囲の皮静脈が怒張して⑥＿＿＿＿＿＿＿とよばれる蛇行した特有の皮静脈が出現したりする。

## 問題13 胎児の循環系

次の文章の空欄に、適切な語句を語句群から選び、記入しなさい。
［語句群］ 臍動脈 臍静脈 静脈管 動脈管 肝円索 卵円窩

- 胎児期では肺、消化器官、腎臓などが本来の機能をはたしていないため、これらの機能はすべて胎盤を介して行われる。
- 胎盤から酸素と栄養に富む動脈血を運ぶ①＿＿＿＿＿＿は、臍帯を通って胎児の肝臓のバイパス路である②＿＿＿＿＿＿（アランチウス管）を経て下大静脈に続く。
- また、母体の胎盤から発する１本の①は、胎盤で母体の血液から摂取した栄養と酸素を含む**動脈血**を胎児に運ぶ血管であり、機能的にみれば、生後の肺静脈、腎静脈、門脈のはたらきに相当するといえる。
- 胎児の内腸骨動脈から起こる１対の③＿＿＿＿＿＿は、胎児から二酸化炭素や老廃物を含む**静脈血**を母体に送り返す血管で、機能的には、生後の肺動脈、腎動脈、消化管への動脈に相当する。

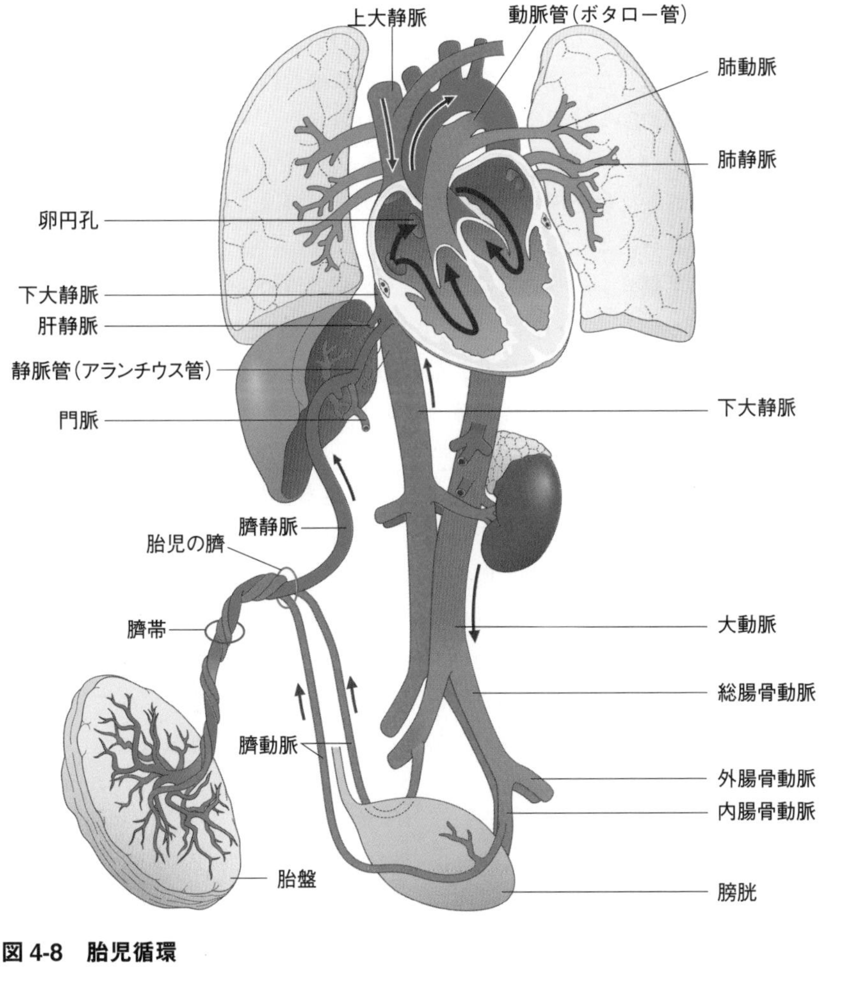


**図 4-8 胎児循環**

●胎児期では、動脈血を運ぶ①が胎児の心臓に入る前に下大静脈と合流するため、胎児の体内に分配される大動脈血はすべて、動脈血と静脈血とが混合したものとなる。

●出生とともに肺呼吸が始まると、肺動脈や肺静脈、肝臓に運ばれる門脈の血流量が増加する。これに対し、肺動脈と大動脈弓を結ぶ④＿＿＿＿＿＿（ボタロー管)、静脈管（アランチウス管)、臍静脈、臍動脈は2週間も経たずに閉塞し、それぞれ動脈管索、静脈管索、臍動脈索、⑤＿＿＿＿＿＿（臍静脈索）とよばれる結合組織のヒモ状構造として痕跡がみられる。

●左右の心房を仕切る心房中隔にみられた卵円孔も閉じて、⑥＿＿＿＿＿＿としてその痕跡が残る。

---

## 問題14　リンパ系

> **次の文章の空欄に、適切な語句を語句群から選び、記入しなさい。**
> **[語句群]　静脈角　リンパ節　リンパ本幹　胸管　中心乳糜腔　右　左**

●血液の液性成分は血管から滲出し、組織液として各組織をつくる細胞間を潤している。このような組織液を介して生体内の細胞は酸素や栄養を受け取り、細胞が産生した二酸化炭素や代謝産物は血管によって回収される。細胞間の組織液の約80％は毛細血管に回収されるほか、一部はリンパ管にも取り込まれる。

●リンパ管は静脈に似た構造をもつが、管の壁は静脈よりも薄く、逆流を防ぐための弁がさらによく発達している。

●リンパ系は毛細リンパ管の盲端に始まり、組織液の一部をリンパ液としてリンパ管が回収している。毛細リンパ管は集合しながらいくつかの①＿＿＿＿＿＿を形成し、最終的には、左右の②＿＿＿＿＿＿とよばれる内頸静脈と鎖骨下静脈の合流点に開口して静脈血に流入する。

●リンパ管は、走行の途中で③＿＿＿＿＿＿とよばれるリンパの濾過装置をつくる。ここではリンパ液とともに取り込まれた細菌や異物を取り除き、リンパ管に異物が混入するのを防御している。リンパ液に細菌や異物が侵入すると、そこで炎症が起き、肥大する。

●腸管の絨毛に分布するリンパ管は機能的に特殊で、消化管から吸収された脂肪の取り込みにかかわる。このリンパ管は腸絨毛に分布する④＿＿＿＿＿＿から始まり、消化管からのリンパ管を集めて⑤＿＿＿＿＿＿とよばれるリンパ本幹となって⑥＿＿＿**静脈角**に開口する。

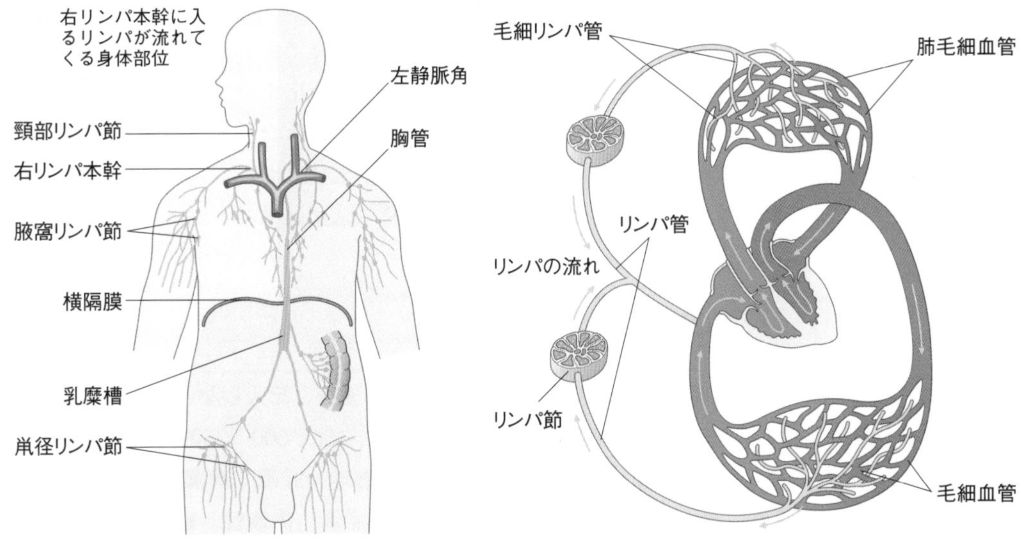


**図 4-9　リンパ系とリンパの流れ**

## 問題15　リンパ器官

> **次の文章の空欄に、適切な語句を語句群から選び、記入しなさい。**
> **［語句群］　青年　思春　更年　T　B　脾髄　赤血球　リンパ球　門脈**
> **赤脾髄　白脾髄　マクロファージ　ヘモグロビン**

- 胸腺は胸骨上部の背側に位置し、新生児や成長期ではよく発達しているが、①＿＿＿＿**期**を過ぎると次第に退縮し、大部分が脂肪に置き換えられる。
- リンパ球は骨髄でつくられるが、その一部が胸腺に一時的にとどまって、特殊な働きをするリンパ球に変化する。このリンパ球は②＿＿＿＿**リンパ球**（②＿＿＿＿**細胞**）とよばれ、胸腺から血液によって全身のリンパ性器官に運ばれ、そこで生体防御作用を発揮する。リンパ球を産生、成熟させる骨髄や胸腺は、一次リンパ器官である。
- 脾臓は、腹腔の左上部の横隔膜に接する部位にある。血液を多量に含むため暗赤色を呈し、ベレー帽の形をしている。くぼんだ部位に血管や神経が通過する脾門がある。脾臓の前縁には2～3の切れ込みがあり、脾臓が肥大した場合はこの切れ込みが体表から触診でき、脾臓であることが確認できる。
- 脾臓内部にある実質は③＿＿＿＿とよばれ、その大部分が暗赤色をしているので④＿＿＿＿とよばれ、そのなかにある小さな白い斑点は⑤＿＿＿＿とよばれる。
- 脾臓の④には、老化した⑥＿＿＿＿や血小板、異物を取り込んで分解・消化する働きがある。これは⑦＿＿＿＿の働きによるもので、⑥に含まれる⑧＿＿＿＿も分解されてビリルビンとなり、⑨＿＿＿＿を通って肝臓に運ばれる。

●リンパ節がリンパ管の流れのなかに介在するリンパ組織であるのに対して、脾臓は血液の流れのなかに存在するリンパ組織である。脾臓の⑤は二次リンパ器官として、②や⑩　　　**リンパ球**が免疫反応を果たす。

●扁桃は、粘膜上皮下にリンパ小節が集合してできたリンパ組織である。口腔や鼻腔など、外界から異物の侵入しやすい部位にあって、微生物などに対して防御する。扁桃には口蓋扁桃、舌扁桃、咽頭扁桃などがある。

## 問題16 血液

**次の文章の空欄に、適切な語句を語句群から選び、記入しなさい。**

**[語句群（複数回の使用可）]　B　T　100　120　150　300　350　400　450　500　3000　6000　7000　9000　血漿　血清　血球　肝臓　脾臓　ヘモグロビン　好塩基　単　好中　リンパ　好酸　形質　肥満　体液性　細胞性　制御性T　マクロファージ　キラーT　ヘルパーT　凝固　溶解　血栓　拡張　収縮**

●血液は全身の細胞が活動するのに必要な酸素と栄養物を運ぶと同時に、ホルモンや老廃物の輸送に関与する。

●血液に含まれる細胞成分を①　　　とよび、液状成分を②　　　とよぶ。

●血液全体の約45％を占める①は、赤血球、白血球、血小板からなり、約55％を占める②は、大部分が水であるが、アルブミン、グロブリン、フィブリノーゲンなどのタンパク質や糖質、ナトリウムやカリウムなどの無機塩類が含まれる。②からフィブリノーゲンを除いたものを③　　　という。

●全血液量は体重の1/13を占め、男性では5～6L、女性で4～5Lとされる。

**▶赤血球**

●赤血球は、血液1μL中に男性では約④　　　**万/μL**、女性では約⑤　　　**万/μL**ある。

●赤血球は直径7～8μmほどの中央部がくぼんだ円盤状の細胞である。また、赤血球は核をもたない細胞で、血管内での寿命は⑥　　　**日**程度で、古くなると⑦　　　で退化し処理される。

●赤血球の細胞内には多量の⑧　　　が含まれ、肺胞で酸素と容易に結合して**酸化**⑧となる。末梢の各組織では酸素を放して、**還元**⑧になる。

**▶白血球**

●白血球は血液1μL中に⑨　　　～　　　**個**あるといわれる。白血球は赤血球と異なり核をもつが、細胞質内に顆粒をもつ顆粒球（好中球、好酸球、好塩基球）と、顆粒をもたない無顆粒球（リンパ球と単球）とに区別される。これらの白血球は、さまざまな機能的特徴をもつが、病原微生物の侵入に備えて生体防御機能を発揮する。

●⑩　　　**球**は白血球のなかで最も多く約70％を占め、比較的小さな顆粒を含んでいる。核にはいくつかの細いくびれをもった特徴的な分葉核を備え、活発な食作用をもち、侵入した細菌などを細胞内に取り込んで分解するため、炎症時や創傷の治癒過程で重要な働きをする。

- ⑪＿＿＿＿＿**球**：白血球に占める割合は１～３％程度で、その数は少なく、細胞の核は通常２つに分葉している。働きは不明な点が多いが、寄生虫やアレルギーによる疾患で細胞数が増加するといわれる。
- ⑫＿＿＿＿＿**球**：白血球数に占める割合は１％にも満たない。細胞内に含まれる顆粒成分には、血液凝固を阻止するヘパリンや、炎症部の血管を拡張させ、血管の透過性を促すヒスタミンを含む。
- リンパ球：無顆粒球に分類され、全白血球数の20～30％を占め、小型の細胞の大部分を丸い核が占める。抗体を産生して、免疫にかかわり、骨髄に由来する⑬＿＿＿＿＿**リンパ球**（⑬**細胞**）と、胸腺に由来する⑭＿＿＿＿＿**リンパ球**（⑭**細胞**）とがある。血液中のリンパ球の約80％を⑮＿＿＿＿＿**細胞**が占める。
- B細胞は、ヘルパーＴ細胞により刺激されて分化し⑯＿＿＿＿＿**細胞**となり、抗原に対する抗体をつくり、これを血液や体液に分泌する。これらの抗体はタンパク質からなり、ガンマグロブリンに分類される免疫グロブリンとよばれる。このような免疫を⑰＿＿＿＿＿**免疫**（液性免疫）とよぶ。
- T細胞も同様に抗原に対する抗体をつくるが、抗体は細胞外に分泌せずに細胞表面にあり、抗原に接触して免疫反応を行う。このような免疫は⑱＿＿＿＿＿**免疫**とよばれ、特定の病原菌やウイルスに対する感染防御やアレルギー反応、移植免疫などにみられる。
- T細胞には、B細胞の抗体産生を促し、ほかのT細胞の働きを補助して免疫系の中心的役割をする⑲＿＿＿＿＿**細胞**や、ウイルスに感染した細胞や腫瘍細胞を攻撃し破壊する⑳＿＿＿＿＿**細胞**（細胞傷害性T細胞）、⑳**細胞**を抑制する㉑＿＿＿＿＿**細胞**がある。
- 単球は全白血球数の２～10％を占め、直径12～20μmほどの大型細胞で、白血球中もっとも大きい細胞である。卵形またはソラマメの形をした大きな核をもち、細胞質にはリソソーム顆粒が多数含まれる。単球は血管から組織中に出ると、㉒＿＿＿＿＿とよばれる細胞に変化する。㉒は非特異的な免疫防御にかかわり、細菌や寄生虫、死滅した細胞などを取り込んで分解、消化する。また、好中球とともに炎症や創傷治癒過程に重要な働きをする。

### ▶血小板

- 血小板は骨髄のなかで、巨核球とよばれる大きな細胞の細胞質の部分が多数の細胞小片に分離することによってつくられる。血小板は細胞質に核を欠き、血液の㉓＿＿＿＿＿や血管を㉔＿＿＿＿＿させる物質を含む。けがなどによって細い血管が破れると、多数の血小板が血管の損傷部位に集合し、㉕＿＿＿＿＿をつくって止血する。

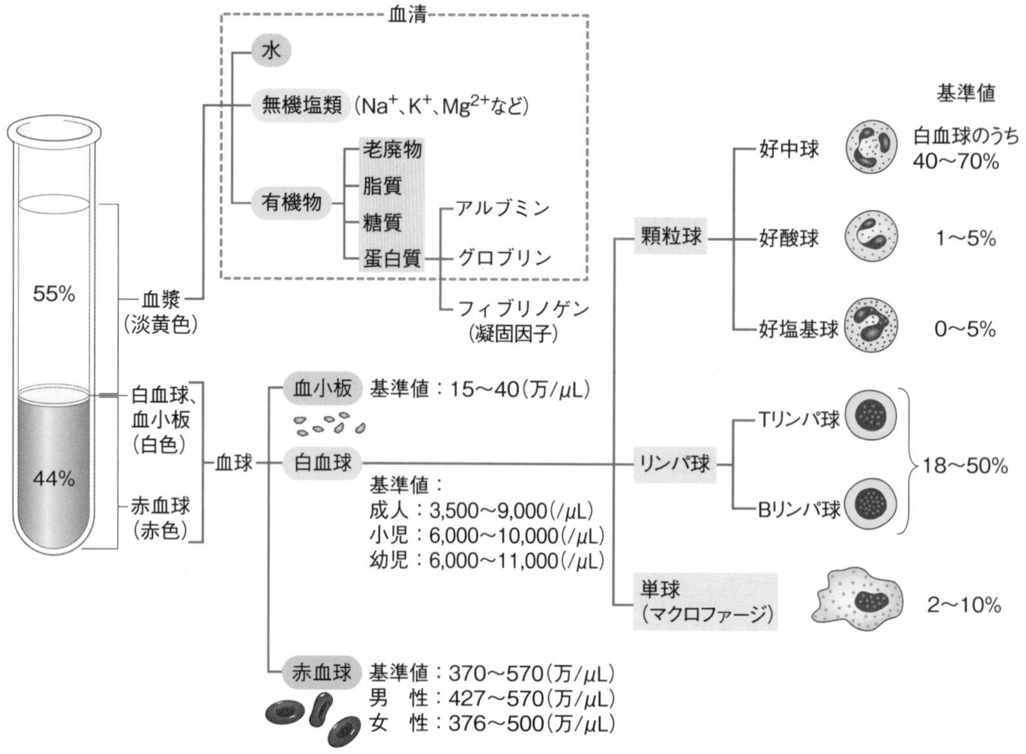

血清
水
無機塩類（$Na^+$、$K^+$、$Mg^{2+}$など）
有機物
老廃物
脂質
糖質
蛋白質
アルブミン
グロブリン
フィブリノゲン
（凝固因子）
55%
血漿
（淡黄色）
白血球、
血小板
（白色）
44%
赤血球
（赤色）
血球
血小板
基準値：15〜40（万/μL）
白血球
基準値：
成人：3,500〜9,000（/μL）
小児：6,000〜10,000（/μL）
幼児：6,000〜11,000（/μL）
赤血球
基準値：370〜570（万/μL）
男　性：427〜570（万/μL）
女　性：376〜500（万/μL）
顆粒球
リンパ球
単球
（マクロファージ）
基準値
好中球
白血球のうち
40〜70%
好酸球
1〜5%
好塩基球
0〜5%
Tリンパ球
Bリンパ球
18〜50%
2〜10%


**図 4-10　血液の成分**

# Chapter 4 循環器系 ○× 確認問題

「循環器系」に関する記述である。正しいものには○を、誤っているものには×を記入しなさい。

(　　) ①動脈の血管壁にある平滑筋層は、静脈より厚い。
(　　) ②心臓は左右の肺の間にある縦隔に位置し、横隔膜の上にある。
(　　) ③心臓は左右の心房と心室に分かれ、右心房と右心室との間には僧帽弁がある。
(　　) ④右心室から左右の肺動脈に送り出される血液は動脈血である。
(　　) ⑤心筋の収縮リズムを調節する刺激伝導系において、興奮は左心房の洞房結節から始まる。
(　　) ⑥刺激伝導系では、洞房結節→房室結節→左脚・右脚→ヒス束→プルキンエ線維→心室筋・乳頭筋の順に興奮が伝導される。
(　　) ⑦心電図において、P波は心房の興奮を示す。
(　　) ⑧心臓自身を養う血管は、冠状動脈とよばれる。
(　　) ⑨冠状動脈の枝に血液の通過障害が起こると、その動脈に養われる領域の心筋が壊死に陥る。これが狭心症である。
(　　) ⑩左心室から起こる大動脈は、上行大動脈、大動脈弓、下行大動脈と名称を変え、腹腔の後部を下行する。
(　　) ⑪大動脈弓から腕頭動脈、左総頸動脈、左鎖骨下動脈が分枝する。
(　　) ⑫腕頭動脈から右総頸動脈、右鎖骨下動脈が分枝する。
(　　) ⑬左右の総頸動脈は頸部を上行し、外頸動脈と内頸動脈に分枝する。
(　　) ⑭外頸動脈と椎骨動脈が合流した脳底動脈とが交通動脈を介して大動脈輪を形成する。
(　　) ⑮鎖骨下動脈は腋窩で腋窩動脈、上腕で上腕動脈と名称を変え、肘窩で橈骨動脈と尺骨動脈とに分枝する。
(　　) ⑯手首での脈拍測定に使用されるのは、尺骨動脈である。
(　　) ⑰右心房に静脈血を運び入れるのは、上大静脈と下大静脈、冠状静脈洞の３本である。
(　　) ⑱奇静脈は脊柱の両側に沿って上行する静脈で、右側の奇静脈と左側の細い半奇静脈からなる。
(　　) ⑲静脈は皮静脈と深静脈に分けられ、深静脈は動脈に伴って走行する。
(　　) ⑳胃や腸などの消化器官からの静脈血は、肝静脈によって肝臓に運ばれ、肝臓を経由して下大静脈に注ぐ。
(　　) ㉑胎盤から送られる酸素と栄養に富む動脈血は、肺動脈を通って、胎児に戻る。
(　　) ㉒胸管を通ったリンパは、右静脈角で静脈と合流する。
(　　) ㉓血液は、約55%を占める血球と、約45%を占める血漿からなる。
(　　) ㉔赤血球は核をもたず、細胞内には多量のヘモグロビンが含まれる。
(　　) ㉕白血球のなかで約70%を占めるのは、好酸球である。

Chapter

# 5 呼吸器系

## 問題1 鼻と鼻腔

次の文章の空欄に、適切な語句を語句群から選び、記入しなさい。
[語句群（複数回の使用可）] 喉頭　咽頭　杯　鼻中隔　篩板　口蓋　鼻甲介　ワルダイエル　キーゼルバッハ　単層円柱　多列線毛

- 鼻は顔面の中央に位置し、外鼻、鼻腔、副鼻腔からなる。
- 外鼻は、いわゆる鼻とよばれる部分を指し、その上半は鼻骨から、下半分は軟骨からなる。左右の外鼻孔、すなわち「鼻の穴」は鼻腔への入口をなす。
- 鼻腔は外鼻孔から①＿＿＿＿＿にいたる後鼻孔までを指し、入口から約2cmの部位は鼻前庭とよばれ皮膚でおおわれ、鼻毛が生えている。鼻毛は吸い込まれた空気の濾過装置として働く。これより奥は鼻粘膜でおおわれる。鼻腔の粘膜は、ほかの気道と同様に線毛をもつ②＿＿＿＿＿上皮細胞によっておおわれ、粘液を分泌する③＿＿＿＿＿**細胞**が含まれる。この粘液などの分泌物に涙が加わったものが鼻汁である。
- 鼻腔は④＿＿＿＿＿によって左右に分けられ、天井は篩骨の⑤＿＿＿＿＿からなり、床は⑥＿＿＿＿＿からなる。
- 外側壁は⑦＿＿＿＿＿とよばれる薄い骨を芯にした粘膜ヒダを、上、中、下の3つに形成し、それぞれの⑦によって、左右の鼻腔は上鼻道、中鼻道、下鼻道に区分される。
- 鼻腔は複雑な構造をしているが、吸い込んだ空気の温度を体温に近づけ、適度の湿気を与えるのに役立っている。また、鼻粘膜の直下には多量の血液を入れた海綿状の静脈が発達しており、急激な冷気の吸入によって気道を低温にさらすことのないよう刺激を和らげる働きをする。
- 鼻中隔の前部は動静脈の吻合が多く粘膜が薄いため、鼻出血の好発部位である。この部位を⑧＿＿＿＿＿＿＿＿**の部位**とよぶ。
- 頭蓋骨は多くの空洞をもつ。これらのうち前頭洞、篩骨洞、上顎洞、蝶形骨洞は小さな孔や管で鼻腔につながり、副鼻腔とよばれる。副鼻腔の表面は鼻腔に連続する鼻粘膜でおおわれる。

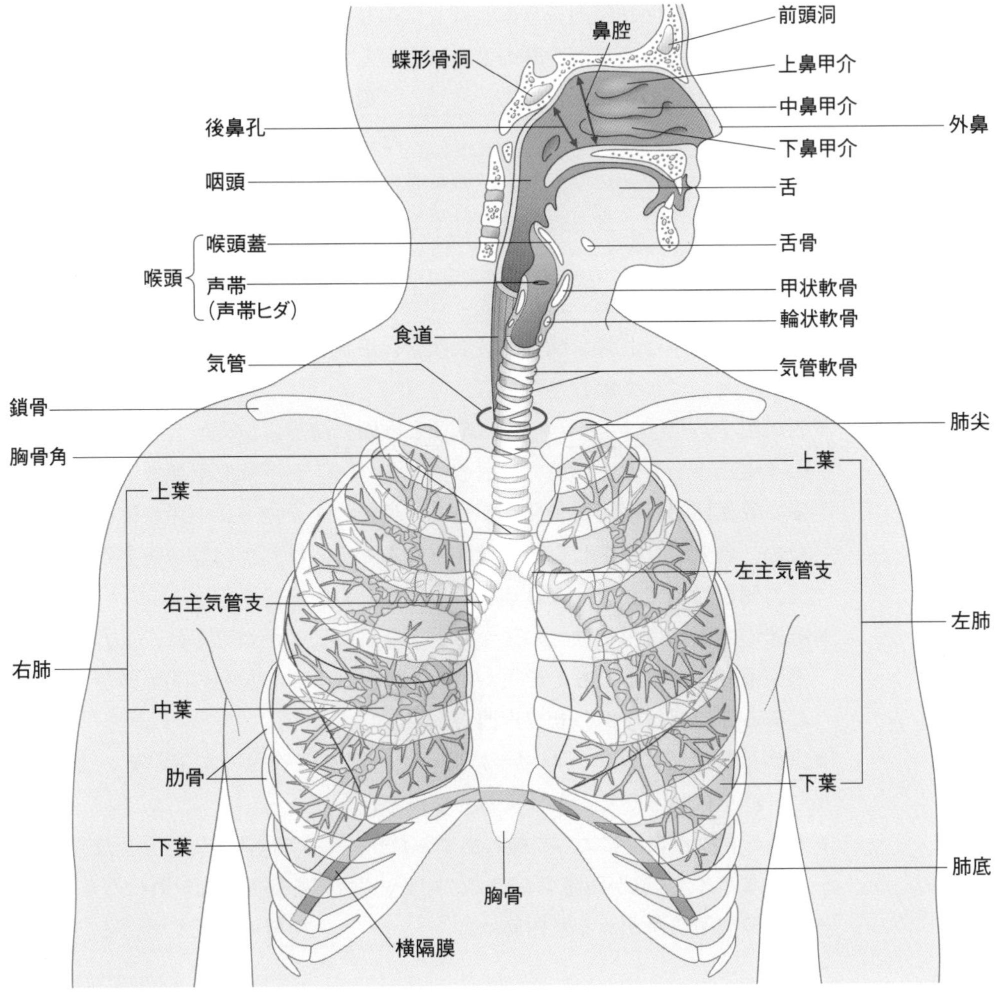


**図 5-1　呼吸器系**

## 問題2 咽頭と喉頭

次の文章の空欄に、適切な語句を語句群から選び、記入しなさい。
[語句群]　咽頭　喉頭　アデノイド肥大　ワルダイエル　披裂　甲状　輪状　発声　喉頭蓋　声帯　迷走

- 咽頭は鼻腔の後方に位置し、後鼻腔から①＿＿＿＿＿＿にいたる約12cmほどの管である。
- 咽頭は下方で食道と喉頭につながるが、呼吸器として機能するのは喉頭に向かう経路である。
- 咽頭部には扁桃に代表される多くのリンパ組織がある。**舌扁桃**、**口蓋扁桃**、**耳管扁桃**、**咽頭扁桃**は、咽頭を囲むようになっており、口や鼻に入ってきた抗原に対する最初の生体防御機構となる。これを②＿＿＿＿＿＿ **咽頭**

**輪**という。咽頭粘膜の炎症はしばしば中耳に及ぶ（中耳炎）が、これは耳管咽頭口を通って炎症が中耳の鼓室に広がるためである。

- 咽頭の後上部の粘膜下には③＿＿＿＿＿＿**扁桃**があり、これが炎症により肥大したものを④＿＿＿＿＿＿＿＿とよび、小児に多くみられる。
- 喉頭は頸の正中部に位置し、喉頭軟骨で最も大きい⑤＿＿＿＿＿＿**軟骨**が前面をおおう。また、食道の前を下行する漏斗状の構造であり、咽頭と気管との間に位置する。
- 喉頭は気道として働くほか、⑥＿＿＿＿＿＿**器官**としての機能をもつ。
- 喉頭の骨組みは、輪状軟骨、披裂軟骨、甲状軟骨の前上縁から伸びる喉頭蓋軟骨など、すべて軟骨からなる。
- 舌の形をした⑦＿＿＿＿＿＿は咽頭と喉頭の境界に位置し、ものを飲み込むとき喉頭が上方および前方に引き上げられ、⑦が下降し喉頭の上部が閉鎖する。乳児期では咽頭が未発達で短く、鼻腔のすぐ後方に喉頭が位置しているため、乳児が呼吸をしながら母乳を飲んでも、母乳は口腔の後方から喉頭の両外側を通って食道に流れ込む。
- 喉頭の側壁には甲状軟骨の後から上下２対のヒダがつくられ、上方のものを喉頭前庭ヒダ、下のものを⑧＿＿＿＿＿＿**ヒダ**とよぶ。左右の⑧**ヒダ**と、その間にある声門裂とをあわせて声門とよぶ。
- 声門は呼吸時に開き、わずかに開いた声門を気管内の空気が勢いよく通過し、⑧を振動させることによって発声を行う。
- 声門の粘膜が炎症によって腫れあがったり、誤って飲み込んだりしたものがここを塞ぐと、気道が閉塞するので、すばやく気管を切開しなければならない。
- 声門の開閉にかかわる喉頭筋は、⑨＿＿＿＿＿＿**神経**の支配を受ける。

## 問題3 気管・気管支

> **次の文章の空欄に、適切な語句を語句群から選び、記入しなさい。**
> **また、［　］内の語句より適切なものを選びなさい。**
> **［語句群］　3　4　5　6　上気道　下気道　気管軟骨　気管分岐部　骨格　平滑　重層扁平　多列線毛　内皮　杯　肺胞**

- 鼻腔から肺にいたる空気の導通路を気道とよび、鼻腔から喉頭までを①＿＿＿＿＿＿とよび、気管・気管支を経て肺胞までの気道を②＿＿＿＿＿＿とよぶ。
- 喉頭の輪状軟骨から下へ続く気管は③**第**＿＿＿**頸椎**に始まり④**第**＿＿＿**胸椎**の高さで左右の気管支に分岐する。この部位を⑤＿＿＿＿＿＿＿＿とよび、胸骨角の高さでもある。気管はこの間約10cmの長さの直線的な構造である。
- 気管の壁は後方に開く約20個のU字状の⑥＿＿＿＿＿＿＿＿からなり、後方は粘膜と⑦＿＿＿＿＿＿**筋**層で構成される膜性壁からなる。膜性壁に分布する

⑦**筋**は気管の内径を調節する。気管や気管支の⑦**筋**がけいれんを起こすと、気管支喘息の発作が起こる。

- 気管は頸部では皮下に触れるが、胸部では上大静脈や大動脈の後方に位置を変え左右2つに分岐する。
- 気管をはじめ気道の内面をおおう粘膜は⑧＿＿＿＿＿＿＿＿**上皮**からなり、多数の⑨＿＿＿＿＿**細胞**を備えている。⑨**細胞**の分泌物が痰の主成分をなす。
- 気管支は、肺門の外部と内部とに区別される。
- 肺外の気管支は心臓との位置関係から左右差があり、[⑩ **右気管支　左気管支** ] は太くて短く、より垂直に近い傾斜をもつので、誤嚥によって気管に落ち込んだ異物は⑩に入ることが多い。
- 気管支は肺に進入するとさらに分枝をくり返し、呼吸細気管支、肺胞管、肺胞嚢を経て⑪＿＿＿＿＿＿に至る。気管支やその枝も管の壁に軟骨をもつが、やがて軟骨は失われる。

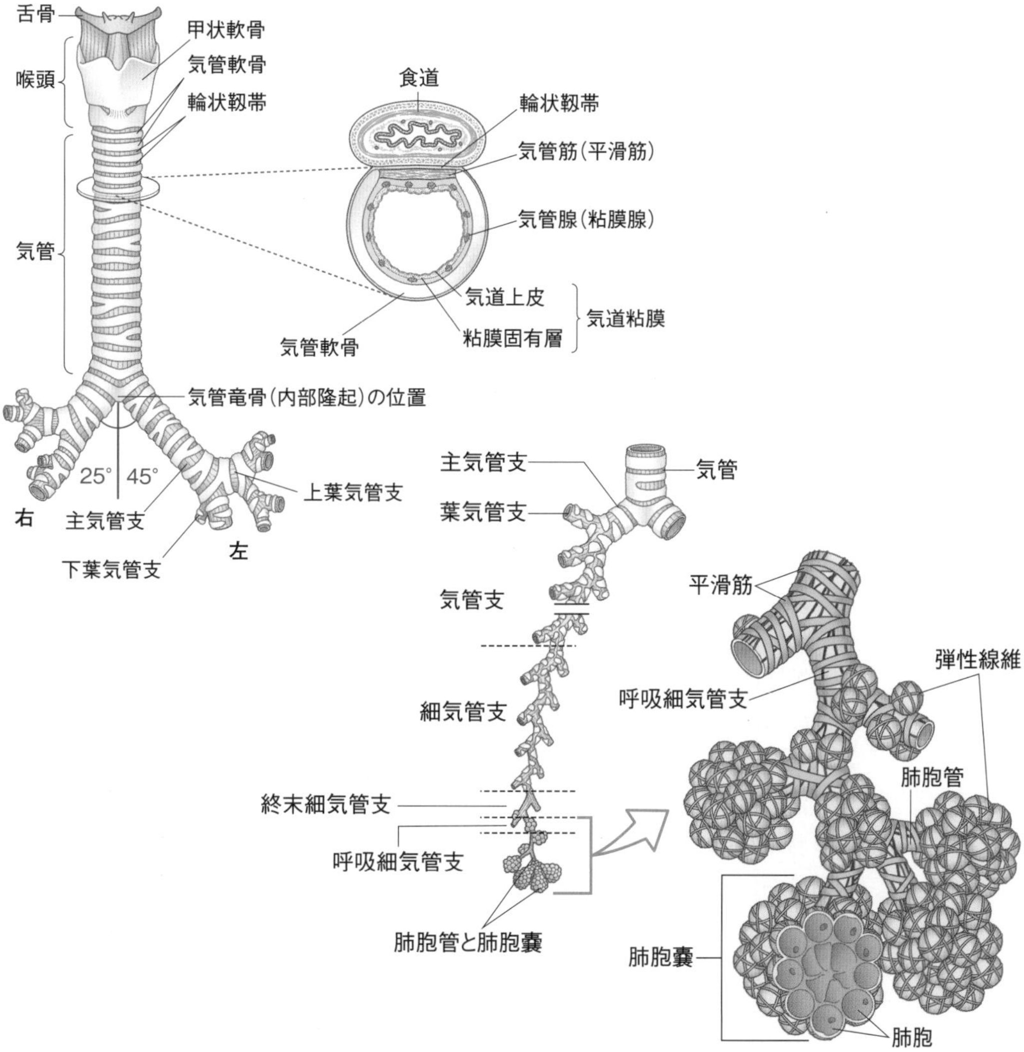


**図 5-2　気管と気管支の構造**

## 問題4 肺

次の文章の空欄に、適切な語句を語句群から選び、記入しなさい。
また、[ ] 内の語句より適切なものを選びなさい。
[語句群] 2 3 4 5 8 10 縦隔 胸膜 肺門 肺胸膜 胸水 胸膜腔 内呼吸 外呼吸 肺実質 間質 単層扁平 単層立方 サーファクタント 呼 吸

- 肺は左右の胸腔をみたす淡紅色の大きな器官で、肋骨、横隔膜、①＿＿＿＿＿に囲まれる。
- 肺はやわらかいため、その表面に隣接する心臓や大動脈、横隔膜などの形に沿った陥凹がみられる。心臓の位置が左に片寄っているため、左肺には**心切痕**がみられ、とくに下半分が右肺よりも小さい。
- 肺の①面には、気管支、肺動・静脈、気管支動・静脈、神経、リンパ管が通過する②＿＿＿＿＿がある。
- 左右の肺にはそれぞれ深い切れ込みがあり、右肺は斜裂と水平裂により③＿＿＿＿＿**葉**、左肺は斜裂により④＿＿＿＿＿**葉**に分けられている。肺の炎症はしばしば、この肺葉を単位として広がる。
- 肺に進入した気管支の分枝も、肺葉に沿って枝分かれを繰り返す。これらの枝が各肺葉の一定領域の肺区域に広がり、分布する。右肺は⑤＿＿＿＿＿**区域**、左肺は⑥＿＿＿＿＿**区域**に分けられる。
- 肺の表面は光沢のある薄い⑦＿＿＿＿＿とよばれる漿膜におおわれる。肺の表面を直接おおうこの漿膜は⑧＿＿＿＿＿**胸膜**とよばれ、肺門で折れかえり胸腔の内側面をおおう部分を⑨＿＿＿＿＿**胸膜**とよぶ。
- 肺は2重の⑦によってつくられる閉じた空所に囲まれる。この空所は⑩＿＿＿＿＿とよばれ、陰圧になっている。また、⑪＿＿＿＿＿とよばれる少量の漿液で潤されているため、呼吸に伴う肺の伸縮を滑らかに行うことができる。
- 肺胞腔と扁平な肺胞上皮細胞をあわせた構造を⑫＿＿＿＿＿とよび、その他の構造を⑬＿＿＿＿＿とよぶ。
- 肺胞は、⑭＿＿＿＿＿**上皮**（Ⅰ型肺胞上皮細胞）からなる薄い壁の袋状の構造であるが、このほかⅡ型肺胞上皮細胞とよばれる立方状の細胞も存在している。Ⅱ型肺胞上皮細胞は⑮＿＿＿＿＿とよばれる表面活性物質を分泌して肺胞が虚脱（つぶれること）するのを防いでいる。
- 肺の間質には、肺胞上皮の基底膜、毛細血管の内皮細胞およびその基底膜のほか、膠原線維、弾性線維、線維芽細胞がみられる。肺胞内のガスと赤血球のヘモグロビンの間にあり、ガス交換の際に介在するものを**呼吸膜**（**血液空気関門**）という。
- 鼻腔から吸い込まれた空気は、気道を通り肺胞に至る。これを⑯＿＿＿＿＿**気**（吸息）とよぶ。

- 血液から放出された二酸化炭素は気道を通り排出される。これを⑰＿＿＿＿**気**（呼息）とよぶ。
- 肺で空気と血液との間に行われるガス交換を⑱＿＿＿＿＿＿（肺呼吸）という。
- ⑱によって血液に取り込まれた酸素は、全身の組織、器官を構成する細胞に運ばれる。取り込まれた酸素は、個々の細胞の活動に利用され、その結果生ずる二酸化炭素は血管によって肺に運ばれる。このように、血液と個々の細胞の間で行われるガス交換を⑲＿＿＿＿＿＿という。

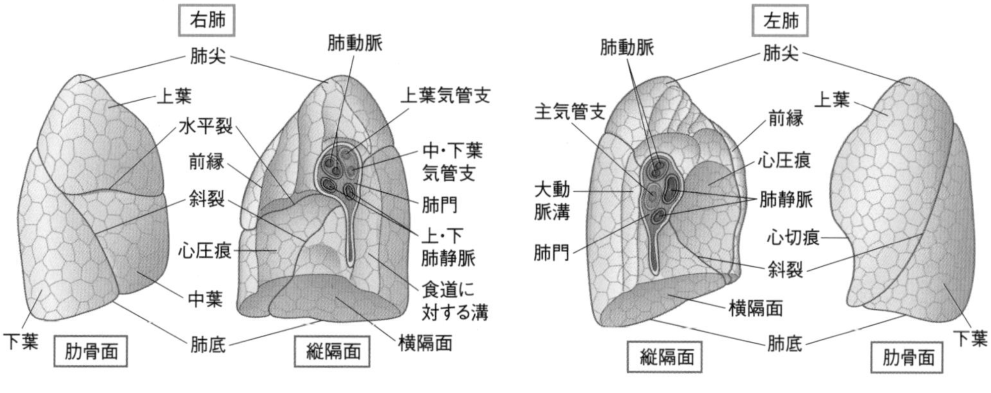


**図 5-3　肺の構造**

# Chapter 5 呼吸器系　○× 確認問題

「呼吸器系」に関する記述である。正しいものには○を、誤っているものには×を記入しなさい。

(　　　) ①鼻腔から吸い込まれた空気は、気道を通り肺胞に至る。これを吸気（吸息）とよぶ。

(　　　) ②血液から放出された炭酸ガスは気道を通り排出される。これを呼気（呼息）とよぶ。

(　　　) ③肺で空気と血液との間に行われるガス交換を内呼吸という。

(　　　) ④血液と個々の細胞の間で行われるガス交換を外呼吸という。

(　　　) ⑤副鼻腔は、前頭洞と上顎洞の２つからなる。

(　　　) ⑥咽頭は鼻腔の後方に位置し、後鼻腔から喉頭に至る器官である。

(　　　) ⑦咽頭の後上部の粘膜下にある口蓋扁桃が炎症により肥大すると、アデノイド肥大とよばれる。

(　　　) ⑧喉頭は頸部の正中部に位置し、輪状軟骨が前面をおおう。

(　　　) ⑨気管は喉頭から下へ続き、第５胸椎の高さで左右の気管支に分岐する。

(　　　) ⑩気管の壁は後方に開く約20個のU字状の気管軟骨からなり、後方は粘膜と平滑筋層からなる。

(　　　) ⑪左気管支は、右気管支よりも太く、短い。

(　　　) ⑫肺の縦隔面には、気管支、肺動脈、肺静脈、リンパ管、神経などが通過する肺門がある。

(　　　) ⑬右肺は２葉、左肺は３葉である。

(　　　) ⑭肺は２重の胸膜によってつくられた胸膜腔に囲まれる。

(　　　) ⑮左右の肺に挟まれた部分を縦隔といい、心臓はこの部分に位置する。

Chapter

# 6 消化器系

## 問題 1 消化管の構成

次の文章の空欄に、適切な語句を語句群から選び、記入しなさい。
[語句群] 粘膜　粘膜下　粘膜固有　交感　副交感　縦走　輪走　蠕動
分節　重層扁平　単層円柱

- 消化管の内面は、①＿＿＿＿とよばれる細胞層によっておおわれている。食物に直接触れる消化管粘膜の表層を粘膜上皮層とよぶ。
- 粘膜上皮の下には、②＿＿＿＿**層**とよばれる薄い結合組織層がある。平滑筋からなる薄い粘膜筋板を間に挟み、②**層**は③＿＿＿＿**層**へと続く。両層の結合組織には血管や神経が豊富に分布する。消化管は、④＿＿＿＿**神経**の働きにより活発に動く。
- ③**層**の下には、通常内外 2 層からなる平滑筋層があり、内層の平滑筋は消化管を輪状に取り囲む⑤＿＿＿＿**筋層**、外層の平滑筋は消化管に沿って縦走する⑥＿＿＿＿**筋層**とよばれる。⑤**筋**の収縮と弛緩が繰り返されることで、消化管の⑦＿＿＿＿**運動**が起こる。
- ⑤**筋**と⑥**筋**が収縮して消化管にくびれができて、しだいに上方（口側）から下方（肛門側）に向かってくびれが移動する運動を⑧＿＿＿＿**運動**という。消化管の内容物は、これらの平滑筋の働きによって下方へ運ばれる。
- 上皮の基本的な構築は、消化管の部位によって異なる。口腔や食道、直腸のような物理的刺激を強く受けやすい部位では⑨＿＿＿＿**上皮**からなる。一方、消化と吸収が活発な胃や腸の粘膜は、⑩＿＿＿＿**上皮**からなる。

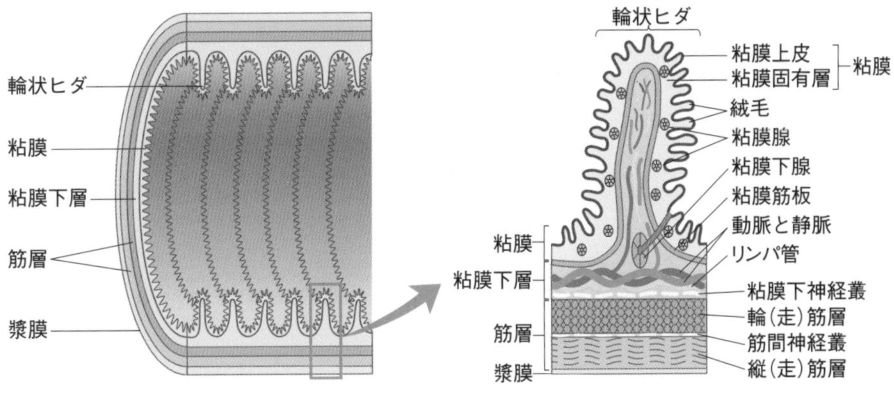


**図 6-1　消化管の構造**

## 問題2 口腔

次の文章の空欄に、適切な語句を語句群から選び、記入しなさい。

［語句群（複数回の使用可）］ 犬 臼 乳 智 中切 永久 歯髄腔 エナメル 象牙 セメント 口蓋扁桃 口蓋垂 有郭 骨格 平滑 葉状 糸状 舌下 顎下 耳下 顔面 舌咽 味蕾

**▶歯**

- 歯は食物を咀嚼するための硬い構造として、上顎と下顎の歯槽に植え込まれている。上下の歯列の中央にある2本の歯を①＿＿＿＿**歯**とよぶ。①**歯**の奥にある左右1本の先端のとがった歯を②＿＿＿＿**歯**とよぶ。②**歯**の後方にあるものを③＿＿＿＿**歯**とよび、食物をすりつぶすのに都合のよい形をしている。
- 歯は生後6か月ごろから2歳ごろまでの間に20本の④＿＿＿＿**歯**が生えるが、次第に抜け落ちて、より大きな⑤＿＿＿＿**歯**に置き換えられる。
- 20歳ごろまでに⑤**歯**のいちばん奥に、一般に「親知らず」とよばれる⑥＿＿＿＿**歯**が生えるが、この歯は退化的であるため、生える過程でさまざまな障害を生じやすい。⑥**歯**を含め、成人では上下左右それぞれ8本、合計32本の歯が生える。
- 個々の歯の芯の部分には⑦＿＿＿＿があり、ここの結合組織のなかに神経や血管が進入している。むし歯などにより歯がしみたり、ものを噛んだりしたときに痛みを感じるのは、⑦にある神経を刺激しているためである。
- 歯の歯肉から出ている部分を歯冠とよぶが、この歯冠では⑧＿＿＿＿**質**の表層を厚い⑨＿＿＿＿**質**がおおっている。⑨**質**は、⑧**質**や骨よりもはるかに硬くできている。
- 歯槽に埋まった歯根部では、⑨**質**のまわりに⑩＿＿＿＿**質**が薄い層をなしておおっている。

**▶口蓋**

- 口腔の天井をなすと同時に、鼻腔の床をなす板状の部分を口蓋とよぶ。
- 前方の約1/3は骨を芯にして粘膜がこれをおおう（硬口蓋）。後方の約1/3は骨を欠き、横紋筋を芯にしてこれを粘膜がおおう（軟口蓋）。
- 軟口蓋はやわらかく運動性をもつため、嚥下の際には後鼻腔を押しつけて塞いでしまう。
- 軟口蓋の後方中央に垂れ下がるやわらかい突起は⑪＿＿＿＿とよばれる。
- 軟口蓋の両外側に2重の粘膜ヒダがあり、手前が口蓋舌弓と後方が口蓋咽頭弓とよばれる横紋筋を含む高まりからなる。2重の粘膜ヒダの間に⑫＿＿＿＿がある。

**▶舌**

- 舌は舌尖、舌体、舌根に区別される。

●舌は大きな⑬＿＿＿＿＿**筋**性の塊で、閉じた口腔の全体を充たす。舌の表面をおおう粘膜には、さまざまな形の乳頭が形成され、複雑な表面構造を呈する。

●舌の粘膜上皮には味覚装置として分化した⑭＿＿＿＿＿があり、とくに⑮＿＿＿＿＿**乳頭**と⑯＿＿＿＿＿**乳頭**の表面に存在する。舌には約3000個の⑭が存在する。

●舌は、口腔内の食物を撹拌したり、微妙な発音の調節を行ったりしている。

●味覚は舌の前２/３が⑰＿＿＿＿＿**神経**により、後１/３が⑱＿＿＿＿＿**神経**によって支配される。

●舌の運動は第12脳神経である⑲＿＿＿＿＿**神経**が支配する。

**▶唾液腺**

●唾液は耳下腺、顎下腺、舌下腺から分泌され、でんぷんを分解する消化酵素（アミラーゼやリゾチーム）を含むと同時に、食物に流動性を与え咽頭、食道への嚥下を容易にする。

●唾液には、さらさらした漿液性の唾液と、ねばねばした粘液性の唾液がある。⑳＿＿＿＿＿**腺**は主に漿液性の唾液腺であり、内頬部に開口する㉑＿＿＿＿＿**腺**と㉒＿＿＿＿＿**腺**は漿液性と粘液性の唾液を分泌する混合腺である。

●⑳**腺**は、ウィルス性感染によって肥大することがある。これが「おたふくかぜ」とよばれる⑳**腺炎**である。

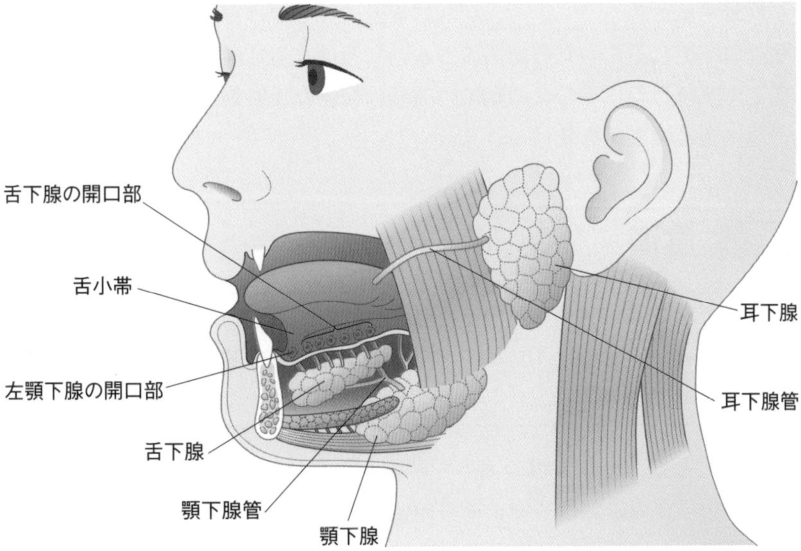


**図 6-2　唾液腺**

## 問題3 咽頭

**次の文章の空欄に、適切な語句を語句群から選び、記入しなさい。**
**[語句群]　3　4　5　6　骨格　平滑　扁桃　咽頭扁桃　扁桃腺炎　喉頭蓋**
**軟口蓋　アデノイド**

- 咽頭は後鼻孔および口腔の後方にはじまり、食道に続く部位を指す。
- 咽頭の上端は頭蓋底に達し、明瞭な境界を示さずに①**第____頸椎**の高さで食道に移行する。
- 咽頭の壁は粘膜と②________**筋**性の筋層からなる。
- 咽頭粘膜は鼻腔の後方に続く部位が多列線毛上皮によって、その他の部位は重層扁平上皮からなる。
- 咽頭の上部後壁の粘膜には③________とよばれるリンパ組織があり、これが病的に肥大したものを④________とよび、小児に多くみられる。
- リンパ球が無数に集合して形成される⑤________は、免疫抗体を産生する。抗原抗体反応が盛んになると、リンパ組織に炎症が起こる。これが⑥________である。
- ⑤は幼児でよく発達しているが、思春期を過ぎると退化傾向がみられる。
- 食塊は口腔から咽頭を経て食道に運ばれる。この食塊が口腔内で咀嚼されているときは、気道が開いており呼吸ができる。しかし、口腔から咽頭に食塊が移動すると⑦________が咽頭後壁に押しつけられ、⑧________が咽頭口を閉じるため気道は閉鎖され、食塊は食道に向けて送られる。
- 嚥下や嘔吐の際にみられる咽頭の運動は複雑な反射運動によるが、舌咽神経や迷走神経の支配を受ける。

## 問題4 食道

**次の文章の空欄に、適切な語句を語句群から選び、記入しなさい。**
**[語句群]　4　5　6　8　10　11　食道裂孔　蠕動　分節　骨格　平滑**
**多列線毛　重層扁平**

- 食道は、①**第____頸椎**の高さで咽頭から食道に移行する25cmほどの長さをもつ中空性の管状構造で、その起始部、気管分岐部および横隔膜貫通部の3か所でやや内腔が狭められる。これを食道の生理的狭窄部とよび、がんの好発部位として知られる。
- 食道は気管分岐部の高さまでは気管と椎体の間を下行し、この部より下方では心臓の後方に位置する。
- 食道は前後につぶされたような形をしているが、食塊を通過させるときには拡張する。食道は、食塊を②________**運動**と重力によって下方に運ぶが、臥位でも食べたものを飲み下せるのは、②**運動**の働きによる。

- 食道は③**第＿＿＿胸椎**の高さで横隔膜の④＿＿＿＿＿＿を貫き腹腔に至り、⑤**第＿＿＿胸椎**の高さで胃に移行する。
- 食道の壁は粘膜、粘膜下層、筋層、結合組織層の外膜からなるが、粘膜は⑥＿＿＿＿＿＿**上皮**におおわれ機械的刺激に備えている。しかも食道は漿膜をもたないため、がんが発生すると容易に気管などへ転移しやすい。
- 食道上半分の筋層は⑦＿＿＿＿**筋**性で、下半分は⑧＿＿＿＿**筋**からなる。ここにみられる骨格筋の②**運動**は反射的で不随意運動であるため、食道を通過する食塊を口腔に戻すことは困難である。
- 口腔粘膜と違って食道の粘膜は温覚をもたないため、熱い飲食物を摂取しても胃に到達するまで熱さを知覚しない。

---

## 問題5 胃

**次の文章の空欄に、適切な語句を語句群から選び、記入しなさい。**
**[語句群（複数回の使用可）]　胃体　幽門　噴門　胃底　小弯　大弯　単層円柱　胃小窩　固有　主　副　壁　アルカリ　酸　骨格　平滑　交感　迷走　副交感　幽門括約　内斜走　内輪走　外縦走**

- 胃は食道に続き、横隔膜の下に位置する中空の器官である。消化管のなかで最も内腔の拡大した部位である。胃の形状は内容物の有無で変化するが、左に弯曲している分わずかに偏在する。
- 胃の入口を①＿＿＿＿＿、ここより高い部位を②＿＿＿＿＿、中央部を③＿＿＿＿＿とよぶ。胃は④＿＿＿＿＿を経て十二指腸に移行する。胃体上部の弯曲した部位を⑤＿＿＿＿＿、下部の弯曲部を⑥＿＿＿＿＿とよぶ。
- 胃壁は内面から粘膜、筋層、漿膜の順に3層をなす。
- 胃粘膜の表面には複雑な粘膜のヒダがつくられる。ヒダは主として縦に走行するが、小弯ではとくに規則的に平行に走る。
- 粘膜の表層には、⑦＿＿＿＿＿とよばれる無数のくぼみがみられる。胃の粘膜は⑧＿＿＿＿＿＿**上皮**からなり、⑦の底部には胃腺が開口している。胃腺は⑨＿＿＿＿**胃腺**、⑩＿＿＿＿**腺**、⑪＿＿＿＿**腺**に区別され、⑨**胃腺**は胃体部にある長い管状の腺で胃液を分泌する。⑩**腺**と⑪**腺**は、ともに粘液を分泌する。
- 胃腺の上皮細胞は、⑫＿＿＿＿**細胞**、⑬＿＿＿＿**細胞**、⑭＿＿＿＿**細胞**の3種からなり、⑫**細胞**はタンパク質を分解するペプシノゲンを分泌する。⑬**細胞**は塩酸を、⑭**細胞**は粘液を分泌する。
- 胃に運ばれた食塊は、胃壁の蠕動運動や胃腺から分泌される胃液によって粥状にこなされ、消化される。タンパク質はペプシンなどの酵素によって分解・消化される。
- 胃腺から分泌される胃液は⑮**強＿＿＿性**（pH 1～2）であるため、口から

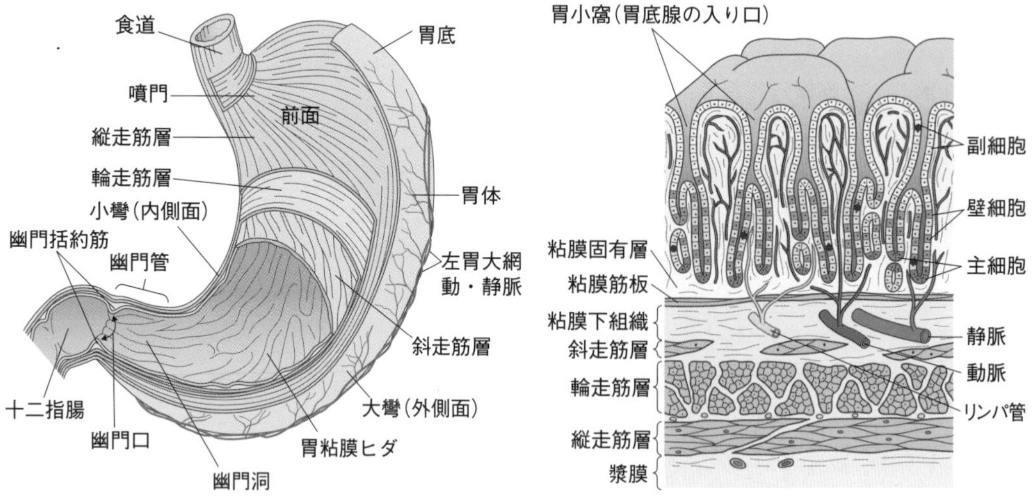


**図 6-3　胃と胃壁の構造**

侵入した細菌を殺菌するなどの生体防御の働きをもつ。

- 胃壁の筋は3層の⑯＿＿＿＿＿**筋**からなり、外側から⑰＿＿＿＿＿**筋**、⑱＿＿＿＿＿**筋**、⑲＿＿＿＿＿**筋**の順に配列している。
- 胃の出口をなす幽門には、⑳＿＿＿＿＿**筋**とよばれる輪状に取り囲む⑯**筋**層が発達している。
- 胃壁の運動は㉑＿＿＿＿＿**神経**により促進的に、㉒＿＿＿＿＿**神経**により抑制的に調節される。
- 胃は⑳**神経**を含んだ㉓＿＿＿＿＿**神経**の調節を受け、全体として協調した運動を行う。

## 問題 6　小腸

**次の文章の空欄に、適切な語句を語句群から選び、記入しなさい。**
**［語句群］　十二指　回　空　盲　絨毛　微絨毛　輪状ヒダ　中心乳糜　タンパク　肝臓　左静脈角　オッディ　トライツ　ファーター　脂　膵　総胆　腸間膜　回盲弁　杯**

- 胃の幽門につづく小腸は、回盲弁を経て大腸に達するまでに激しく蛇行する消化管である。小腸は、順に①＿＿＿＿＿**腸**、②＿＿＿＿＿**腸**、③＿＿＿＿＿**腸**の3部からなる6～7mの長さの管腔構造で、消化・吸収の90%をここで行う。
- 小腸の内腔を裏打ちする粘膜は、長軸に直交する④＿＿＿＿＿をつくる。④の表面から多数の⑤＿＿＿＿＿を突出させ、さらに⑤表面の上皮細胞は無数の⑥＿＿＿＿＿を備える。この形態により①の表面積は著しく大きくなるため、粘膜における吸収効果は極めて高い。

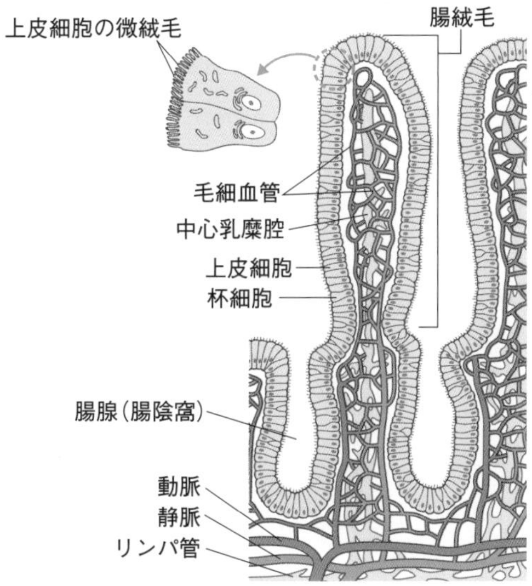


**図 6-4　小腸粘膜の構造**

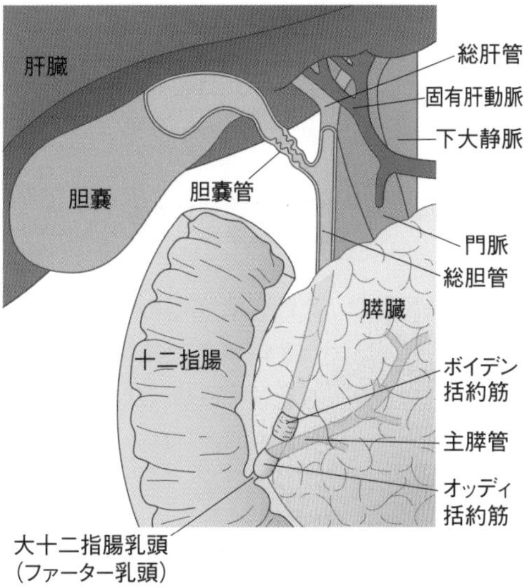


**図 6-5　十二指腸と周辺臓器**

- ⑤の上皮細胞のなかに、粘液を分泌する⑦＿＿＿＿＿**細胞**が散在する。
- ⑤の粘膜上皮下には、毛細血管や⑧＿＿＿＿＿**腔**とよばれる毛細リンパ管が分布しており、毛細血管は糖や⑨＿＿＿＿＿**質**の吸収に、リンパ管は⑩＿＿＿＿＿**質**の吸収にかかわる。
- 毛細血管に取り込まれた糖や⑨**質**は、門脈を介して⑪＿＿＿＿＿に運ばれる。リンパ管に取り込まれた⑩**質**は、胸管とよばれるリンパ本幹を介して⑫＿＿＿＿＿で静脈に流入する。
- 十二指腸はC字状の管構造で、指を横に12本並べたほどの長さ（12横指、約25cm）をもち、十二指腸空腸曲を境に空腸に移行する。
- 十二指腸は胃やその他の部位の小腸と異なり間膜をもたず、後腹壁に埋もれているため、腹膜後器官の１つに分類される。
- 肝臓から胆汁を運ぶ⑬＿＿＿＿＿**管**と膵臓から膵液を運ぶ⑭＿＿＿＿＿**管**がY字状に合流して十二指腸の中央部に開口する。この開口部は十二指腸の内腔に大十二指腸乳頭（⑮＿＿＿＿＿**乳頭**）とよばれる高まりを形成し、開口部の開閉を調節する平滑筋からなる⑯＿＿＿＿＿**の括約筋**がそのまわりを輪状に取り囲む。
- 大十二指腸乳頭の開口部より上方に小十二指腸乳頭があり、副膵管がここに開口するが、たいていの場合、副膵管は膵管よりも細い。
- 十二指腸空腸曲は、⑰＿＿＿＿＿**の靱帯**によって後腹壁に結び付けられている。
- 空腸は、明瞭な境界はなく蛇行しながら回腸に移行する。空腸は初めの約２/５の長さを占め、腹腔の左上部に位置し、回腸は終わりの約３/５を占め、右下部に位置する。
- 空腸、回腸ともに長い⑱＿＿＿＿＿をもつため、可動性がきわめて大きい。

●回腸の終末部では、管腔を輪状に取り囲む平滑筋が⑲＿＿＿＿**腸**に向けて突出しており、内容物の逆流を防ぐ弁の役割をしている。これを⑳＿＿＿＿とよぶ。

## 問題 7　大腸

**次の文章の空欄に、適切な語句を語句群から選び、記入しなさい。**
**［語句群］　直腸静脈叢　盲　回　直　結　横行結　上行結　下行結　S状結　虫垂　肛門　結腸膨起　結腸ヒモ　肛門管　骨格　平滑　内肛門括約　外肛門括約　杯**

●大腸は小腸にくらべて全体的に太くて短い。その長さは約1.5mとされる。便の形成過程で水分を吸収する役割を担う。

●①＿＿＿＿**腸**とつながる部位より下方を②＿＿＿＿**腸**とよぶ。②の先端部から③＿＿＿＿を突出させるが、その長さは個体差が大きい。

●②**腸**に続く④＿＿＿＿**腸**は、右側から時計まわりに⑤＿＿＿＿**腸**、⑥＿＿＿＿**腸**、⑦＿＿＿＿**腸**、⑧＿＿＿＿**腸**と名称を変えながら、⑨＿＿＿＿**腸**を経て⑩＿＿＿＿に至る。

●上行および下行結腸は間膜をもたないため後腹壁に半分埋まったかたちをとるが、横行結腸やS状結腸は比較的長い間膜をもつ。盲腸や結腸は外表面へ膨出した⑪＿＿＿＿をつくり、小腸とは明らかな違いがみられる。

●大腸は、小腸にみられる輪状ヒダや絨毛をもたず、粘膜上皮細胞には多くの⑫＿＿＿＿**細胞**とよばれる粘液分泌細胞がみられる。

●大腸の粘膜から分泌される粘液は、弱アルカリ性で消化酵素は含まれない。

●盲腸や結腸の壁をなす内外2層の平滑筋層のうち、外縦走筋が特徴的で⑬＿＿＿＿とよばれる3条の帯を形成する。3条の⑬を盲腸の盲端部へたどると、その位置に虫垂がある。

●⑬は直腸では前後を走る2条の縦走筋に変化する。

●直腸は大腸の終末部で約20cmの長さをもつ。間膜をもたずに仙骨および尾骨の前面を下行し、骨盤底を貫いたあと肛門として外界に開口する。

●直腸の下部は直腸膨大部とよばれ内腔が拡大している。この膨大部の下方で肛門に続く部位の約3cmの長さを⑭＿＿＿＿とよぶ。

●⑭の粘膜下には静脈が発達しており、これを⑮＿＿＿＿とよぶ。

●肛門のすぐ上部には不随意性の⑯＿＿＿＿**筋**からなる内輪層が発達し、⑰＿＿＿＿**筋**をつくる。その外側を随意性の⑱＿＿＿＿**筋**からなる⑲＿＿＿＿**筋**が取り囲む。

## 問題8 肝臓

次の文章の空欄に、適切な語句を語句群から選び、記入しなさい。
[語句群] 肝 肝管 中心 側副 胆汁 肝鎌状間膜 肝円索 肝小葉 肝門
門脈 固有肝動脈 洞様毛細血管

- 肝臓は横隔膜の直下に位置し、独特の赤みを帯びた重さ1kg以上もある大きな器官である。
- 胎生期における臍静脈のなごりを示す①______が臍と肝臓を結んでいるが、この①を含む②______が大きな右葉と小さな左葉を区分する。肝臓は腹膜性のヒダである②によって前腹壁と横隔膜にしっかりと固定されおり、左右両葉に挟まれて、小さな方形葉と尾状葉が区別される。
- 肝臓は、主に肝細胞とよばれる上皮細胞が索状に配列して形成する多数の③______から構成され、その数は約500万個あるとされる。
- 肝臓は再生能力の高い臓器であり、④______の産生、栄養素の貯蔵、解毒、血液凝固物質の産生など、消化器の付属器官として重要な機能をもつ。
- 肝臓下面の中央部には⑤______があり、ここを⑥______、⑦______、⑧______、リンパ管、神経が通過する。⑥は、肝臓に酸素を運ぶ血管である。⑦は胃や腸管で吸収されたタンパク質や炭水化物を集め、肝臓に運ぶ静脈である。さらに、⑦は膵臓から分泌されるインスリンやグルカゴンなどを輸送するとともに、膵臓からの静脈血を肝臓に運ぶ。
- 肝臓に進入した門脈は再び分枝を繰り返し、⑨______（類洞）とよばれる広い内腔をもつ毛細血管を形成する。この毛細血管には、固有肝動脈からの枝も合流する。
- ⑨は肝小葉中央部の⑩______**静脈**に集まり、やがて⑪______**静脈**を形成し横隔膜の直下で全身性の一般静脈系である下大静脈に合流する。
- 門脈は一般の静脈と異なり弁をもたないため、肝臓に障害が起こり門脈内圧が亢進すると、食道周辺、直腸下部、臍周辺の皮下などに分布する一般体循環との吻合部を経由して門脈血の逆流が起こる。このような流路を⑫______**（血行）路**とよぶ。

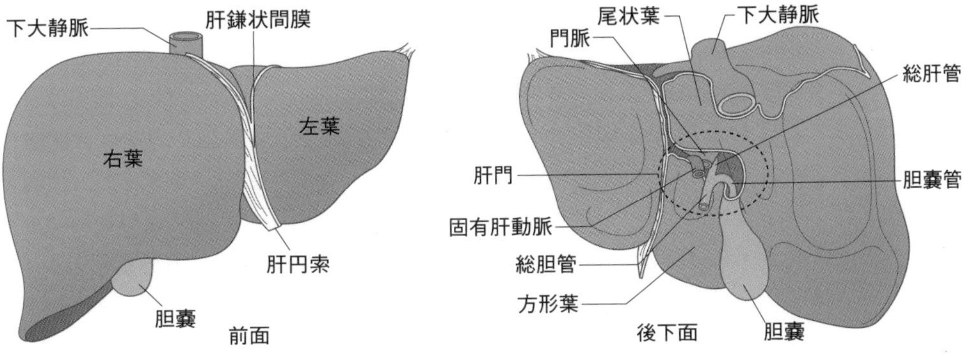


**図6-6 肝臓の構造**

## 問題9 胆嚢・膵臓

次の文章の空欄に、適切な語句を語句群から選び、記入しなさい。

［語句群］ 肝臓 胆汁 胆石 総胆 胆嚢 総肝 胆石 平滑 骨格 膵 タンパク質 脂肪 コレシストキニン ソマトスタチン グルカゴン インスリン ランゲルハンス島

### ▶胆嚢

- 胆嚢は、肝臓の下面に付着するナス型をした器官である。
- 肝臓から分泌された①＿＿＿＿＿は、左右の肝管が合流した②＿＿＿＿＿管を経て③＿＿＿＿＿管を通り胆嚢に貯蔵され、ここで水分や塩分が吸収され胆汁が濃縮される。
- 濃縮された胆汁は胆嚢管を通り、胆嚢管と総肝管が合流した④＿＿＿＿＿管を経て、十二指腸に送られる。
- 胆嚢は胆汁成分の濃縮、凝結により⑤＿＿＿＿＿を生じたり、胆嚢炎を起こしたり、病変の多い器官である。
- 胆嚢の壁は⑥＿＿＿＿＿筋に富む。⑦＿＿＿＿＿を多く含む食物が十二指腸に流れると、粘膜から⑧＿＿＿＿＿が血中に分泌され、胆嚢を収縮させ、大十二指腸乳頭（ファーター乳頭）を弛緩させて胆汁を十二指腸に向けて押し出す。迷走神経に由来する副交感神経の刺激による収縮もいくらか関与する。

### ▶膵臓

- 膵臓は、十二指腸がC字状にカーブした部位にその頭部を入れ、左方向に伸びる尾部は脾臓に近接する。
- 膵臓は胃の後方に位置し、後腹壁に埋まっているため、十二指腸とともに腹膜後器官に分類される。
- 膵臓の頭部では、膵液を運ぶ⑨＿＿＿＿＿管が総胆管と合流し、大十二指腸乳頭を形成して十二指腸に開口する。したがって、膵頭部にがんなどの腫瘍ができるとこれらの導管が圧迫され、胆汁の流路が障害され黄疸を引き起こす。
- 膵臓から分泌される膵液には、タンパク質、糖分、脂肪を分解する消化酵素が含まれる。
- 膵臓には膵液を分泌する外分泌機能の他に、⑩＿＿＿＿＿とよばれる内分泌細胞の集合がみられる。内分泌細胞のうち、A細胞は⑪＿＿＿＿＿を、B細胞は⑫＿＿＿＿＿を分泌し、門脈を経由して⑬＿＿＿＿＿に運ばれ、糖の代謝を調節している。⑪は血糖値を上昇させるのに対して、⑫は生体内で唯一血糖値を低下させる働きをする。
- このほか、⑭＿＿＿＿＿を分泌するD細胞があり、A細胞およびB細胞の機能を抑制する。

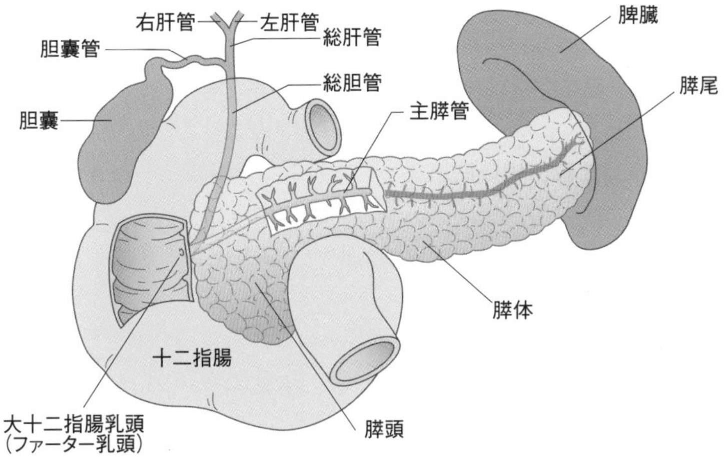


**図 6-7　膵臓の構造**

## 問題10　体腔の構造

次の文章の空欄に、適切な語句を語句群から選び、記入しなさい。
［語句群］　間膜　漿膜　壁側　臓側　腹膜腔　腹水　大網　腹膜後　直腸子宮
直腸膀胱　ダグラス

● 腹部や骨盤の内面および間膜は、単層の扁平上皮からなる①＿＿＿＿＿とよばれる連続性のある薄い膜でおおわれている。これが腹膜である。この①は少量の結合組織で裏打ちされ、補強されている。

● 腹部の体壁をおおう腹膜は②＿＿＿＿＿**腹膜**、腹部内臓の大部分をおおっている腹膜は③＿＿＿＿＿**腹膜**とよばれる。②**腹膜**と③**腹膜**は腹腔を裏打ちする互いに連続している膜である。②**腹膜**は腹壁の内面をおおい、一度遊離し腹部内臓をおおう③**腹膜**になったあと、内臓から再び遊離し側壁に移行する。この移行部分を④＿＿＿＿＿とよぶ。

● 腹部は④によって、壁側および腹部内臓の間に閉じた空所が形成される。これが⑤＿＿＿＿＿である。健常時は腹膜から少量の漿液が分泌され⑤を潤している。漿液は胃や腸などの消化管が腹壁やお互いに摩擦なく蠕動運動ができるように潤滑液の役割をしている。何らかの原因で漿液が異常に分泌され、腹腔に多量にたまったものを⑥＿＿＿＿＿とよぶ。

● 胃の大弯から腹部内臓の全体をおおうように広がった間膜は⑦＿＿＿＿＿である。これは胃の間膜が大きくエプロンのように垂れ下がってできた膜である。このなかには脂肪組織やリンパ小節が含まれており、虫垂炎や胆嚢炎などによって腹膜に炎症が起きると、炎症部分をおおって炎症の拡大を抑える働きをする。

● 腸管のうち空腸や回腸、横行結腸、S状結腸は長い間膜をもち、後腹壁につなぎとめられている。長い腸間膜をもつ部位は運動性が盛んである。

●盲腸や上行結腸、下行結腸は一部が後腹壁に埋まっており、腹腔に突出した部分のみが腹膜におおわれる。

●十二指腸や直腸は完全に後腹壁に埋まり、間膜をもたない。これらの消化管は膵臓などとともに⑧________**器官**とよばれる。

●膵臓と脾臓は比較的短い間膜をもち、腹壁や横隔膜につなぎとめられている。

●骨盤内臓は膀胱の上半分が骨盤の前壁から盛り上がり腹膜におおわれている。

●子宮や卵巣および卵管は、子宮広間膜とよばれる共通の大きな膜をもつ。

●男性の骨盤では、直腸と膀胱の間の骨盤腔が下方にくぼんでおり、⑨________**窩**とよび、女性では直腸と子宮の間にあたり、ここを⑩________**窩**（⑪________**窩**）とよぶ。男女ともに腹膜腔のもっとも低いくぼみである。

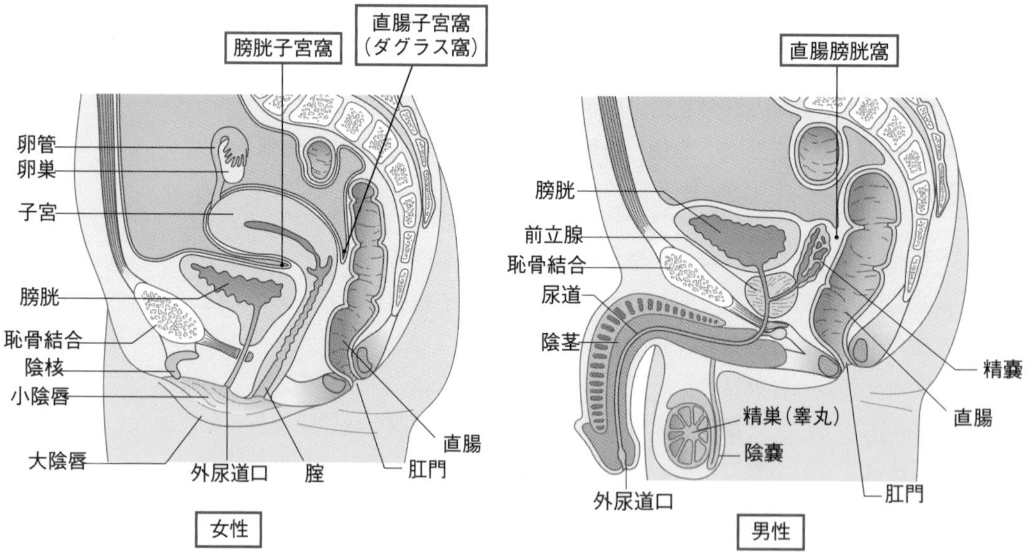


**図 6-8　骨盤腔の性差**

# Chapter 6 消化器系　○× 確認問題

「消化器系」に関する記述である。正しいものには○を、誤っているものには×を記入しなさい。

(　　　) ①消化管の筋層は、内側が縦走筋、外側が輪走筋の２層からなる。
(　　　) ②舌の運動は、舌咽神経が支配する。
(　　　) ③唾液腺は、顎下腺と舌下腺の２つである。
(　　　) ④食道は、第６頸椎の高さで咽頭から食道に移行する。
(　　　) ⑤食道は、起始部、気管分岐部、横隔膜貫通部の３か所で内腔が狭められている。
(　　　) ⑥食道は第11胸椎の高さで胃に移行する。
(　　　) ⑦食道の粘膜は単層円柱上皮におおわれ、機械的刺激に備えている。
(　　　) ⑧胃の入り口を幽門とよび、ここより高い位置を胃底、中央部を胃体とよぶ。
(　　　) ⑨胃体上部の弯曲部を小弯、下部の弯曲部を大弯という。
(　　　) ⑩固有胃腺の上皮細胞は、主細胞、壁細胞、副細胞からなる。
(　　　) ⑪塩酸を分泌するのは、主細胞である。
(　　　) ⑫胃壁の蠕動運動や胃腺からの分泌は交感神経により促進的に、副交感神経により抑制的になる。
(　　　) ⑬小腸は、十二指腸、空腸、回腸からなる。
(　　　) ⑭小腸の輪状ヒダの絨毛には、粘液を分泌する杯細胞が散在する。
(　　　) ⑮絨毛の粘膜上皮下には毛細血管や毛細リンパ管があり、毛細血管はタンパク質や脂質の吸収に、毛細リンパ管は糖の吸収にかかわる。
(　　　) ⑯十二指腸は、腹膜後器官の１つに分類される。
(　　　) ⑰総胆管は、十二指腸の中央部に直接開口する。
(　　　) ⑱空腸ははじめの約２/５の長さを占め、回腸は終わりの約３/５を占める。
(　　　) ⑲回腸と大腸の境目に、内容物の逆流を防ぐ回盲弁がある。
(　　　) ⑳回腸とつながる部位より下を盲腸といい、先端部から虫垂を突出させている。
(　　　) ㉑大腸粘膜から分泌される粘液は、消化酵素を含む。
(　　　) ㉒肝臓は肝小葉から構成される。
(　　　) ㉓肝臓は、胆汁の貯蔵、栄養素の貯蔵、解毒、血液凝固物質の産生など重要な機能をもつ。
(　　　) ㉔インスリンを分泌するのは、ランゲルハンス島のA細胞である。
(　　　) ㉕膵液には、タンパク質、糖、脂質を分解する消化酵素が含まれる。

Chapter

# 7 泌尿器系

## 問題1 腎臓

**次の文章の空欄に、適切な語句を語句群から選び、記入しなさい。**
**[語句群（複数回の使用可）]　ボウマン囊　腎門　腎筋膜　腎小体　髄質　皮質**
**腎乳頭　糸球体　集合管　腎盂　腎杯　ヘンレループ　ネフロン　弓状　葉間**

- 腎臓は腹膜後器官の１つに数えられ、腹膜下で豊富な脂肪組織にゆるく包まれ、さらにその表面は①＿＿＿＿＿とよばれる結合組織におおわれる。
- この結合組織は、横隔膜や腹壁の他、腎臓に出入りする腎動脈や尿管の表層にも結合して、腎臓をしっかりと体壁に固定している。
- 腎臓の内側中央部は②＿＿＿＿＿とよばれ、ここを腎動脈、腎静脈および尿管が通る。
- 腎臓の内部は、表層部の③＿＿＿＿＿と中心部のすじばった④＿＿＿＿＿からなる。
- ③には尿産生の場となる⑤＿＿＿＿＿と、これを輸送する尿細管の弯曲した部分が含まれ、④には、尿細管の直行する部分が含まれる。
- 尿細管は集合して⑥＿＿＿＿＿をつくり、腎臓に10個ほどある⑦＿＿＿＿＿とよばれるふくらみの先端に開口する。⑦の先端に向き合い、そこから流出する尿を受け取るように⑧＿＿＿＿＿が形成され、⑧がいくつか集合して⑨＿＿＿＿＿（腎盤）をつくる。ここから尿管に移行する。
- 皮質には、直径0.1mmほどの赤くて丸い⑩＿＿＿＿＿（マルピギー小体）が散在している。特殊な毛細血管が糸玉状に発達した⑪＿＿＿＿＿と、これを包む扁平な上皮細胞からなる⑫＿＿＿＿＿が構成される。
- 糸球体の毛細血管から原尿として濾過されたものが、ボウマン囊に流れ込む。
- 腎小体でつくられた原尿を運ぶ尿細管は、皮質にある腎小体の周囲を曲がりくねって近位尿細管の迂曲部をつくる。その後、直線的に髄質に向かい、⑬＿＿＿＿＿とよばれるU字状のカーブをつくり再び皮質に戻る。尿細管はさらに曲がりくねって遠位尿細管の迂曲部をつくったあと、集合管とよばれる直行する太い管に合流する。
- 左右の腎臓から１日に約200Lの原尿が排出されるが、その99%は尿細管や集合管を通過する間に再吸収され、尿として排泄されるのは２Lにも満たない。
- 尿産生機能の単位をなす、腎小体と尿細管をあわせた構造は腎単位または

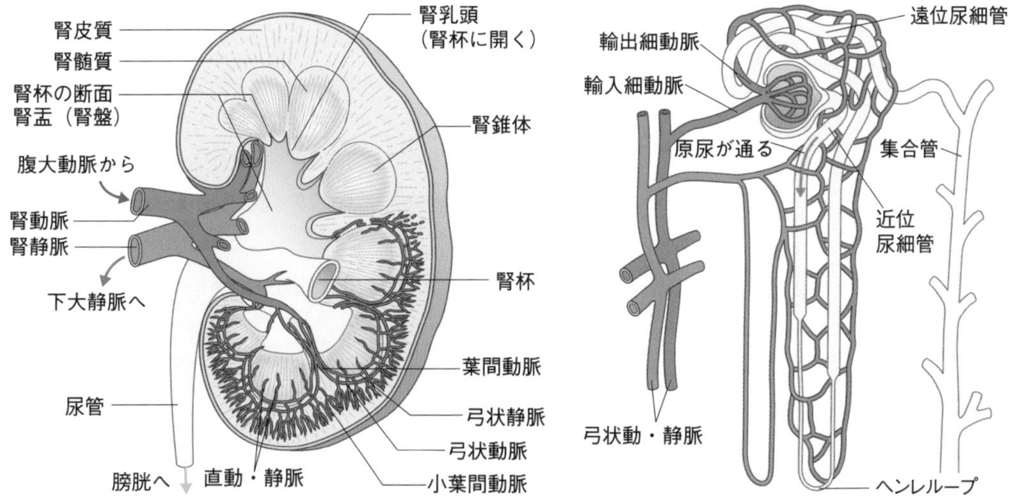


**図 7-1　腎臓と腎小体の構造**

⑭______とよばれ、片方の腎臓に約100万個あるといわれる。

- 腹部大動脈から分かれた腎動脈は⑮______から腎臓に進入し、順に⑯______**動脈**、⑰______**動脈**、小葉間動脈と分枝を繰り返しながら、糸球体や尿細管に枝を伸ばしている。
- 糸球体を通過する間に、血液内の不要な物質は、塩分や、グルコース、アミノ酸などの生体に必要な物質も、大量の水分とともに原尿として濾過される。
- 尿細管のまわりを取り囲む血管は静脈となり、原尿から再吸収された水分やイオン化物質などを取り込み、しだいに合流して腎静脈となり腎臓を出る。

## 問題 2　尿管・膀胱

**次の文章の空欄に、適切な語句を語句群から選び、記入しなさい。**
**［語句群（複数回の使用可）］　骨格　平滑　扁平上皮　移行上皮　蠕動　分節　膀胱三角　内尿道口　尿管開口　交感　副交感　内尿道括約　尿道括約　排尿**

**▶尿管**

- 腎臓から膀胱に尿を運ぶ、30cmほどの長さの管を尿管とよぶ。
- 尿管の壁は豊富な①______**筋**を含み、内腔面の粘膜上皮は特有の②______からなる。
- 尿管は③______**運動**によって尿を膀胱へと導く。

**▶膀胱**

- 膀胱は骨盤内臓の最前部にあり、恥骨のすぐ後方に位置する。男性では直腸の前に、女性では子宮や腟の前方に位置する。
- 膀胱の粘膜上皮も尿管と同様、②からなるが、排尿直後の収縮した膀胱では上皮は7～8層の円柱上皮細胞の重なりを示し、尿が貯留し拡張した膀胱では2～3層の扁平上皮細胞に変化する。このように、②は尿の貯留の状態によって膀胱の伸縮に対応するのに都合のよい構造といえる。

●膀胱の内腔には、左右2つの④＿＿＿＿＿＿**部**と尿を尿道に導く⑤＿＿＿＿＿＿がある。これら3つの孔に囲まれた部位を⑥＿＿＿＿＿＿とよぶ。この部位は膀胱の伸縮にかかわらず、比較的一定の形状を保つ。

●尿管は膀胱の壁を斜めに貫くために、膀胱内に尿が貯留したときには弁の役割をして尿が逆流するのを防いでいる。

●膀胱壁をつくる⑦＿＿＿＿＿＿**筋**は、骨盤内臓神経に由来する⑧＿＿＿＿＿＿**神経**の支配を強く受け、排尿を促す働きをするため、⑨＿＿＿＿＿＿**筋**とよばれる。その走行は全体的に交錯しており、この筋の収縮によって溜まった尿が尿道に向かって排出される。

●内尿道口を取り囲む平滑筋は発達しており、膀胱括約筋（⑩＿＿＿＿＿＿**筋**）とよばれ、下腹神経に含まれている⑪＿＿＿＿＿＿**神経**の支配を受け、⑨**筋**とともに排尿の調節をする。

---

## 問題3 尿道

**次の文章の空欄に、適切な語句を語句群から選び、記入しなさい。**
**[語句群（複数回の使用可）]　5　10　15　20　25　前立腺　内尿道口**
**尿道球腺　尿道海綿体　外尿道口　陰部　外尿道括約**

●尿道とは、尿を膀胱から外尿道口まで運ぶ管構造を指すが、その長さと構造に著しい男女差がみられる。

●男性の尿道は、膀胱の下にある①＿＿＿＿＿＿と尿生殖隔膜を貫き、陰茎の一部をなす②＿＿＿＿＿＿を通り、亀頭の先端に③＿＿＿＿＿＿を開口させる。

●男性の尿道の長さは、④＿＿＿**～**＿＿＿**cm**ほどで、途中で屈曲している。

●尿生殖隔膜は骨盤内臓を支える役割をもつが、尿道が貫く部分では、その周囲を骨格筋性の⑤＿＿＿＿＿＿**筋**が取り囲み、排尿を随意的に調節している。⑤**筋**は、⑥＿＿＿＿＿＿**神経**に含まれる運動神経に支配される。

●尿道の粘膜には、⑦＿＿＿＿＿＿や小さい粘液腺が発達しており、尿の通りをよくするとともに、性的興奮によって亀頭の表面を潤す働きをする。

●女性では、尿道の長さは約5cm程度と短く直線的で、尿生殖隔膜を貫いたあと腟前庭に⑧＿＿＿＿＿＿を開口する。尿生殖隔膜に⑤**筋**が形成されるのは、男性の場合と同様である。

●女性の場合、構造的に尿道および膀胱における尿路感染症を合併しやすい。

## 問題4 排尿の神経調節機構

**次の文章の空欄に、適切な語句を語句群から選び、記入しなさい。**
**［語句群］ 内尿道括約 外尿道括約 排尿 知覚 交感 副交感**

- 排尿の神経調節機構は膀胱壁の排尿筋と、①＿＿＿＿＿＿**筋**への自律神経（副交感・交感神経）および②＿＿＿＿＿＿**筋**への体性運動神経、加えて膀胱や陰部に分布する③＿＿＿＿**神経**による支配を受ける。さらにこれらの神経を統合するための中枢神経による意識的な調節と、脊髄反射による④＿＿＿＿**反射**の二段階調節が加わるため複雑となる。
- 膀胱内圧が上昇すると③**神経**から仙髄へ刺激伝導され、脊髄反射により膀胱壁が収縮する。膀胱内圧が上昇するためにさらに高位の中枢神経に刺激伝導され、排尿環境が整うと随意的に外尿道括約筋を弛緩させる。その後は無意識下で④**反射**が生じ、⑤＿＿＿＿**神経**が優位になると膀胱壁が収縮、内尿道括約筋は弛緩して排尿が成立する。意識下で横隔膜および、腹壁筋により腹圧をかけると補助的に膀胱を収縮させる。

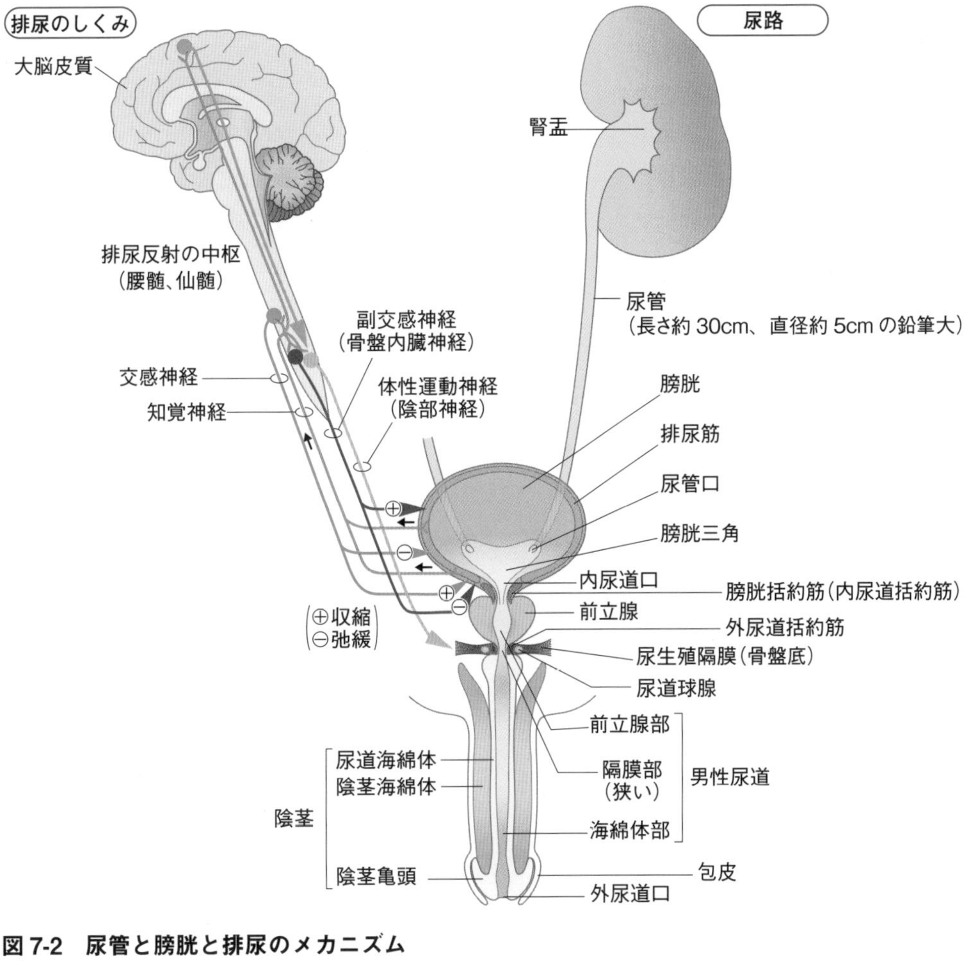


**図7-2 尿管と膀胱と排尿のメカニズム**

（堺章：新訂 目でみるからだのメカニズム、p.102、医学書院、2000より改変）

# Chapter 7 泌尿器系　○× 確認問題

「泌尿器系」に関する記述である。正しいものには○を、誤っているものには×を記入しなさい。

(　　　) ①腎臓は、後腹膜器官である。

(　　　) ②ネフロンは、糸球体およびボウマン嚢からなる腎小体と尿細管から構成される。

(　　　) ③腎小体は、糸球体とボウマン嚢から構成される。

(　　　) ④尿細管は遠位尿細管をヘンレループに向かい、近位尿細管を経て集合管に向かう。

(　　　) ⑤原尿の99%は、尿細管や集合管を通過する間に再吸収される。

(　　　) ⑥腎臓から膀胱に尿を運ぶ、30cmほどの長さの管を尿管とよぶ。

(　　　) ⑦尿管の壁は豊富な平滑筋を含み、内腔面の粘膜上皮は重層扁平上皮からなる。

(　　　) ⑧尿管は分節運動によって尿を膀胱に運ぶ。

(　　　) ⑨膀胱の粘膜上皮は、排尿直後の収縮した膀胱では円柱上皮細胞を示し、尿が貯留し拡張した膀胱では扁平上皮細胞に変化する。

(　　　) ⑩膀胱の内腔には、左右２つの尿管開口部と、尿を尿道に導く内尿道口がある。

(　　　) ⑪膀胱壁をつくる平滑筋は、骨盤内臓神経に由来する交感神経の支配を受ける。

(　　　) ⑫内尿道口を取り囲む平滑筋は、膀胱括約筋（内尿道括約筋）とよばれ、陰部神経に含まれている交感神経の支配を受ける。

(　　　) ⑬尿管は男女で、その長さが著しく異なる。

(　　　) ⑭外尿道口から内尿道口までの長さは、男性では15～20cmほどである。

(　　　) ⑮外尿道括約筋は骨格筋からなり、下腹神経に含まれる運動神経の支配を受ける。

Chapter

# 8 生殖器系

## 問題1 精巣・精管・精嚢

次の文章の空欄に、適切な語句を語句群から選び、記入しなさい。
［語句群（複数回の使用可）］ 膀胱　精巣　精巣上体　精管　停留睾丸
曲精細管　間細胞　鼡径管　精巣上体管　射精管

**▶精巣**

- 精巣は陰嚢に納められた4～5cmほどの楕円形の器官である。その上部には細長い構造をした①＿＿＿＿＿＿が付属し、ここから②＿＿＿＿＿が起こる。
- 胎児期の精巣は腹腔内にあるが、しだいに下降し、出生時には③＿＿＿＿＿を経て陰嚢内に納まる。
- 精巣下降に障害が起こると、④＿＿＿＿＿＿などによって精子を産生する精巣本来の能力に異常をきたし、精巣は萎縮する。
- 精巣が骨盤腔から脱して陰嚢内に下降するのは、精子を産生し成熟させるのに至適な温度環境を得るためと考えられている。
- 精巣の内部には直径0.2mmほどの著しく蛇行した⑤＿＿＿＿＿＿がぎっしり詰まっており、⑤の間に少量の結合組織がみられる。この結合組織のなかに、テストステロンなどの男性ホルモンを分泌する⑥＿＿＿＿＿（ライディッヒ細胞）が小集団を形成する。
- 精細管の壁をなす精上皮は精子のもとになる細胞からなり、成熟した精子に至るさまざまな段階の細胞がみられる。
- 精子は精子細胞が成熟してつくられ、精細管の内腔に送り出される。
- 精子は特殊な形態をもつ細胞で、頭部と長い尾部が区別される。精子は尾部を鞭のように振って運動を行う。
- 精細管は互いに吻合して精巣網をつくる。精巣網から10数本の精巣輸出管が起こり、①に入って合流して1本の⑦＿＿＿＿＿＿をつくる。この管は精巣上体のなかを激しく蛇行しながら下行し、その下端部から精管に移行する。
- 精巣でつくられた精子は⑦のなかに貯蔵され、機能的に成熟し受精能を獲得する。
- 精巣は、腹大動脈の枝として腎動脈の下から起こる⑧＿＿＿＿＿**動脈**によって養われる。

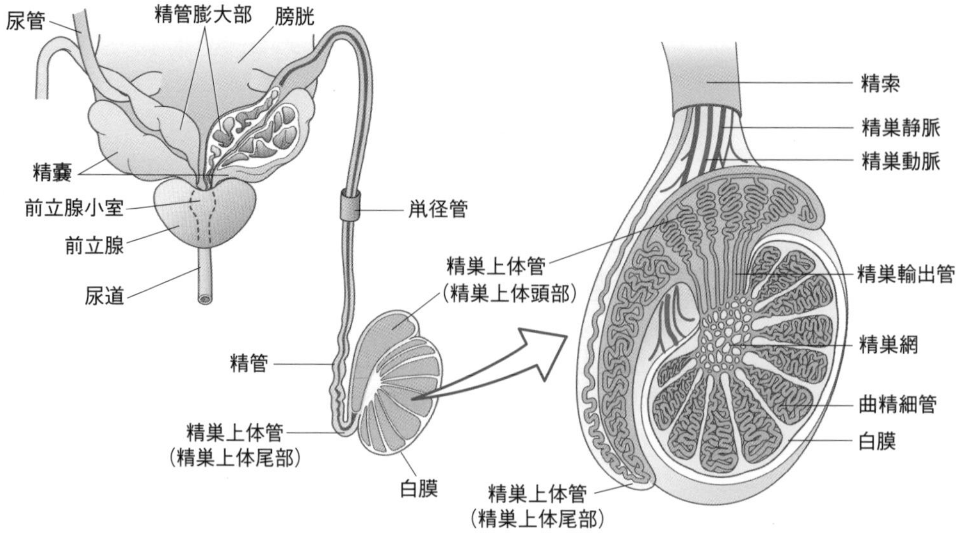


**図 8-1　精管と精嚢**

**▶精管・精嚢**

●精管は①の下端部から起こり、陰嚢の内部を⑨＿＿＿＿＿＿に向けて上行し、骨盤腔に入ったあと、前立腺の後外側を貫く。精管の長さは約40cmあり、平滑筋の豊富な壁をもつ。精子を運ぶこの管は、自律神経の支配を強く受ける。

●精嚢は⑩＿＿＿＿＿＿の下部後方に位置する細長い嚢状の構造で、精管が前立腺を貫く部位、すなわち⑪＿＿＿＿＿＿とよばれる細い管に合流し、開口する。

●精嚢は黄色で粘性のある分泌物を産生し、分泌物は果糖などを含んでおり精子の運動性を活発にする。

## 問題2　前立腺・陰茎・陰嚢

**次の文章の空欄に、適切な語句を語句群から選び、記入しなさい。**
**［語句群］　前立腺小室　射精管　直腸　尿道球腺　陰茎　陰茎脚　尿道　骨格　平滑　肉様膜**

**▶前立腺**

●前立腺は膀胱のすぐ下で尿道の周囲を囲むようにあり、先端部を下に向けた栗の実の形をした腺である。

●前立腺の内部を①＿＿＿＿＿＿が貫き、②＿＿＿＿＿＿＿＿とよばれる尿道が膨らんだ部位に開口する。

●前立腺の分泌物は乳白色のアルカリ性の液体で、栗の花のような特有のにおいをもつ。分泌物は、クエン酸や亜鉛、酸性フォスファターゼを含み、精子の運動を促進させる。

- 前立腺は③＿＿＿＿＿＿のすぐ前にあるため、前立腺肥大などの病変を③から触診することができる。
- ④＿＿＿＿＿＿＿＿は前立腺の下方にあるエンドウ豆大の左右１対の腺で、尿道海綿体に含まれる尿道に開口する。④は射精に先立ち透明な粘液を分泌し、尿道の内腔面や亀頭を潤す。

**▶陰茎**

- 陰茎は泌尿器としての尿道を含むと同時に、男性の交接器官としての働きをもつ。陰茎を包む皮膚は、亀頭への移行部で**包皮**とよばれるたるみをつくる。
- 陰茎は尿道を包む⑤＿＿＿＿＿＿**海綿体**と、勃起の主役をなす⑥＿＿＿＿＿＿**海綿体**からなる。
- 亀頭は⑤**海綿体**の先端にあるふくらみで、外尿道口を開口させるとともに、陰部神経由来の豊富な知覚神経の支配を受ける。
- ⑥**海綿体**は特殊な静脈洞が集合したもので、ここに多量の血液が流れ込むと充血が起こり、陰茎が勃起する。
- ⑥**海綿体**は、恥骨の下面で左右２脚に分かれて、⑦＿＿＿＿＿＿をつくる。
- ⑤**海綿体**、⑥**海綿体**ともに白膜とよばれる厚い結合組織でおおわれ、勃起の維持に重要な働きをする。

**▶陰嚢**

- 陰嚢は精巣、精巣上体を容れる嚢状の構造で、陰茎の皮膚に続く。皮膚にはメラニン色素が豊富で脂肪組織は少なく、薄い。皮下には⑧＿＿＿＿＿＿とよばれる⑨＿＿＿＿＿＿**筋**層が発達している。外気温が低下すると⑧が収縮して陰嚢の皮膚は縮むが、外気温が高ければ⑧が弛緩して皮膚も伸びる。⑧の伸縮は、精子を形成するのに適切な温度を保つための仕組みと考えられている。

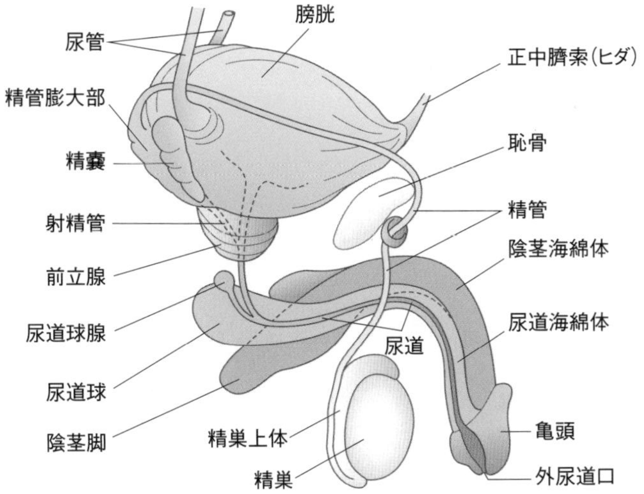


**図 8-2　男性生殖器の全景**

## 問題3 卵巣

次の文章の空欄に、適切な語句を語句群から選び、記入しなさい。
[語句群] 14 28 36 200 300 400 卵巣 卵子 卵胞 白体
月経黄体 黄体 閉鎖 黄体ホルモン

- 卵巣は男性の精巣と相同の器官で、長さ4 cmほどの楕円形をした構造である。卵巣は①＿＿＿＿をつくる実質性器官で、皮質と髄質とに分けられる。
- 皮質は結合組織からなり、そのなかには原始卵胞、一次卵胞、二次卵胞、成熟卵胞（グラーフ卵胞）と、さまざまな成熟段階の②＿＿＿＿、黄体、白体がみられる。
- 髄質は疎性結合組織からなり、血管、神経が分布している。思春期以降の女性では、左右の卵巣から交互に③**約**＿＿＿＿**日**に1個の割合で成熟卵子を排卵する。
- 排卵後の②は④＿＿＿＿となり、受精しない場合は⑤＿＿＿＿としてやがて⑥＿＿＿＿となり、退化・消滅する。
- 受精が起こり、妊娠した場合は、妊娠黄体として⑦＿＿＿＿（プロゲステロン）を分泌し、妊娠を維持させる働きをする。このことから、妊娠初期に④を摘出すると流産することが知られている。
- 新生児の卵巣には100万個以上の卵胞が存在するが、思春期には40万程度にまで減少し、正常な女性が一生涯に排卵する卵子の数は⑧＿＿＿＿**個**程度とされる。したがって、大多数の卵子は、その成熟過程で⑨＿＿＿＿**卵胞**として退化・消滅し、排卵にこぎつける卵子は1％にも満たない。
- 卵巣は、腹大動脈の枝として腎動脈の下から起こる⑩＿＿＿＿**動脈**によって養われる。

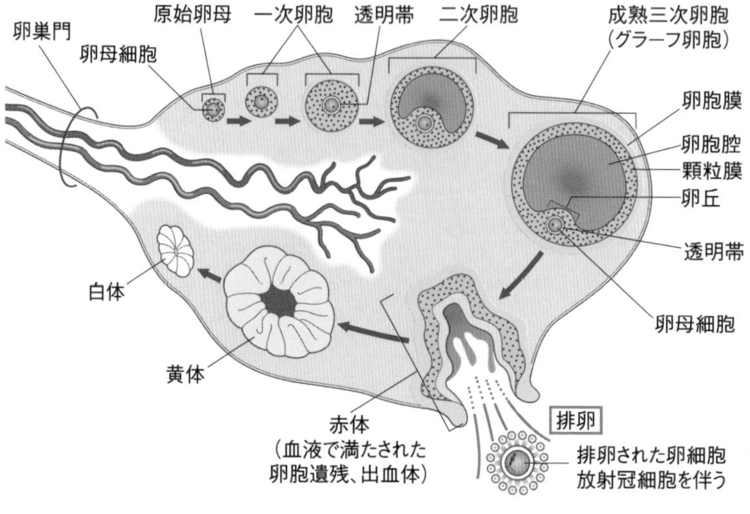


**図 8-3 卵巣での卵胞の発育**

## 問題4 卵管

次の文章の空欄に、適切な語句を語句群から選び、記入しなさい。
[語句群] 卵巣 卵管采 受精 膨大部 線毛

- 卵管は、子宮の両側から10cmほど伸びた管で、その先端部を①＿＿＿＿＿とよぶ。細い突起を備え漏斗状の構造をもち、②＿＿＿＿＿の表面をおおう。
- 卵巣から排卵された卵子は、この①によって取り込まれ卵管内に導かれる。
- 卵管の一部に③**卵管**＿＿＿＿＿とよばれる内腔のふくらみがみられる。精子との④＿＿＿＿＿は通常ここで起こる。
- 卵管の先端部が腹腔内に開口している。このため、女性の骨盤内腔は卵管、子宮、腟を経て外界に通じており、これは、男性にはみられない特徴的な構造である。この構造上の特徴を利用して、経腟的に子宮や卵管に空気や造影剤を注入することによって、卵管閉塞の検査や治療がなされる。
- 卵管の粘膜は⑤＿＿＿＿＿**細胞**と粘液分泌細胞とからなり、粘液に満たされた卵管内腔には、線毛の働きによって子宮側に向かう緩やかな流れがもたらされる。

## 問題5 子宮

次の文章の空欄に、適切な語句を語句群から選び、記入しなさい。
[語句群] 子宮底 卵管 腟部 頸部 体部 子宮内膜 平滑 骨格
黄体ホルモン 卵胞ホルモン 月経 胎盤 着床 胞胚

- 子宮は骨盤腔の中央にあって、膀胱の後方、直腸の前に位置する。
- 子宮は長さ8cm、幅4cm、厚さ4cmほどの大きさをもち、前後にやや扁平な形をしている。子宮の上壁を①＿＿＿＿＿とよび、両外側から②＿＿＿＿＿が伸びる。
- 子宮の下部はいくぶん細くなっており、ここを③**子宮**＿＿＿＿＿とよぶ。また**子宮**①から**子宮**③に至るまでを④**子宮**＿＿＿＿＿という。**子宮**③の下端は腟に突出しており、この部位が⑤**子宮**＿＿＿＿＿である。
- 子宮の壁は⑥＿＿＿＿＿とよばれる粘膜と、その外側の⑦＿＿＿＿＿**筋層**からなる。⑦**筋層**は1cmほどの厚さをもち、自律神経の支配を受ける。
- 子宮内膜は性周期によって構造的変化を示す。卵巣内で卵胞の成熟が起こると⑧＿＿＿＿＿（エストロゲン）の分泌が高まり、子宮内膜を充血させ厚さを増大させる。
- 引き続き排卵が起こると、卵巣では黄体が形成され、そこから分泌される⑨＿＿＿＿＿（プロゲステロン）の働きによって、受精卵を待ち受

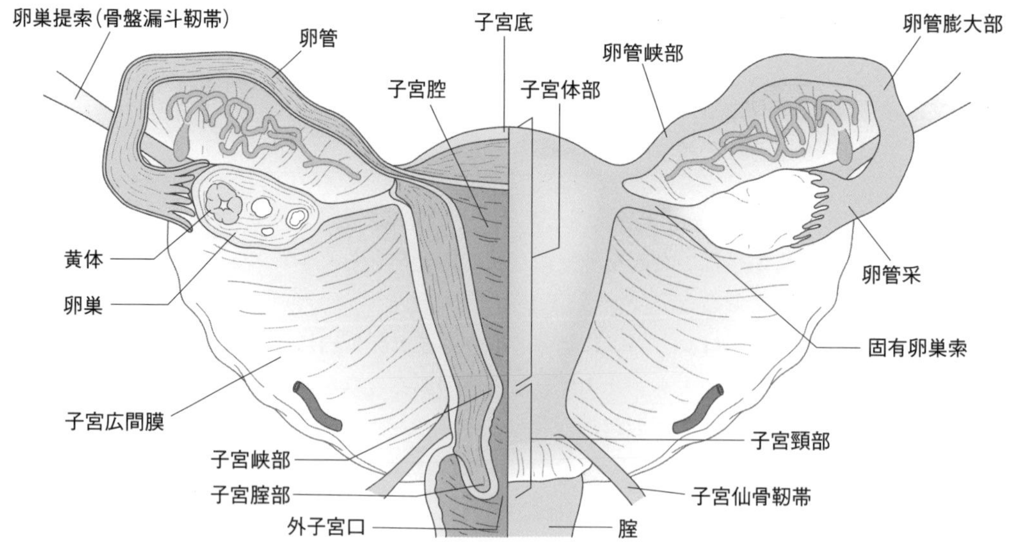


**図 8-4　女性生殖器の全景**

け、⑩＿＿＿＿＿に向けて子宮内膜が肥厚する。

- 受精せず、⑩が起こらなかった場合には、肥厚した子宮内膜は脱落し、⑪＿＿＿＿＿として血液とともに腟を経て体外に排出される。平均的な出血量は30～60mLとされる。
- 受精卵の⑩が起こり、妊娠が成立すると子宮内膜はさらに厚さを増し、⑫＿＿＿＿＿の形成にかかわる。
- 受精卵が卵管から子宮に移動する間に、細胞分裂を行って⑬＿＿＿＿＿とよばれる中空の球体となり、子宮内膜に着床する。着床した受精卵の周囲を包む栄養細胞は、子宮内膜に向けて無数の細い突起を伸ばして、そこから酸素や栄養分を取り込みながら発育を始める。
- 妊娠した子宮の収縮機構は複雑で、陣痛の発来など、ホルモンによる調節も強く受ける。
- 分娩の際に子宮壁の平滑筋は強く収縮するが、一般に平滑筋が強く収縮すると激痛を伴う。

## 問題 6　腟・外陰部

次の文章の空欄に、適切な語句を語句群から選び、記入しなさい。
[語句群]　腟円蓋　腟前庭　重層扁平　多列円柱　デーデルライン桿菌　ビフィズス菌　小陰唇　陰核　大前庭腺　前庭球　大陰唇

**▶腟**

- 腟は子宮頸部に続く前後に扁平な8 cmほどの長さをもつ管で、①＿＿＿＿＿に開口する。

●腟口は外尿道口の後方、肛門の前に位置する。

●子宮腟部を取り囲む腟の上端部を②＿＿＿＿＿＿とよぶ。

●腟の粘膜は③＿＿＿＿＿＿＿＿**上皮**からなり、機械的刺激に強い構造を備える。この粘膜は角質化しない上皮からなり、その構造は性周期に依存して変化する。

●腟内腔は酸性環境をつくるが、これは常在性の乳酸菌である④＿＿＿＿＿＿＿＿＿＿＿＿の働きによる。この常在菌が、外部からほかの細菌や病原微生物が侵入するのを防御する。

**▶外陰部**

●外尿道口の前方に小さな⑤＿＿＿＿＿があるが、これは男性の陰茎海綿体と相同の勃起器官であり、深部にある陰核海綿体は恥骨の下面で2脚に分かれる。男性の亀頭と同様、豊富な知覚神経の支配を受ける。

●陰核から後方に向かい左右の⑥＿＿＿＿＿＿が腟前庭を挟んで開裂し、腟の後方で癒合する。⑥は無毛で、色素に富む。

●腟前庭の両外側には静脈叢からなる⑦＿＿＿＿＿＿があり、これは男性の尿道海綿体に相当する構造である。

●腟前庭の後方にはエンドウ豆大の⑧＿＿＿＿＿＿＿（バルトリン腺）があり、性的興奮によって腟前庭に粘液を分泌する。男性の尿道球腺に相当する構造である。

●女性の外陰部では、⑥の外側に大きな皮膚のヒダでできた⑨＿＿＿＿＿がある。⑨は男性の陰嚢に相当する構造で、陰毛が生え、脂腺や汗腺をもち、皮下脂肪が豊富である。

## 問題7 胎盤

**次の文章の空欄に、適切な語句を語句群から選び、記入しなさい。**

**［語句群（複数回の使用可）］ 脱落　胞胚　栄養　絨毛　胎芽　胎児　臍帯　着床　胎盤　臍動脈　臍静脈**

●受精卵は、受精後3～5日程度で細胞分裂をしながら子宮内膜に到達する。16個の細胞からなり桑実胚とよばれる細胞塊は、分裂をつづけながら胞胚とよばれる中空の丸い構造となる。

●胞胚は、その一部に内細胞塊とよばれる細胞集団をつくり、周囲を栄養膜とよばれる細胞層に囲まれる。内細胞塊は胎児の本体をつくる。

●受精後6～7日で、①＿＿＿＿＿の②＿＿＿＿＿**膜**（トロホブラスト）が子宮内膜を溶解し、①が子宮内膜の中に③＿＿＿＿＿する。③は通常、子宮内腔の上半部に起こる。

●受精後8～9日の間を妊卵とよび、ヒトの外観を呈してから8週までを④＿＿＿＿＿（胚子）とよぶ。ヒトの外観を呈し⑤＿＿＿＿＿とよばれるのは受精から8週以後のことである。

●着床後、栄養膜の細胞が盛んに分裂増殖し、栄養膜は子宮壁に向かって絨毛とよばれる多数の小さな突起を伸ばす。絨毛を伸ばす栄養膜は⑥＿＿＿＿＿**膜**とよばれる。

●⑥**膜**は絨毛から栄養を吸収する働きをもち、その一部から⑦＿＿＿＿＿がつくられる。⑦は、胎児が母体から栄養と酸素を受け取るためにつくられる器官である。

●子宮内膜に付着し、成熟した⑦は直径15cm、厚さが３cmほどの円板状の構造で重さは約500gに達する。

●胎盤の母体側は⑧＿＿＿＿＿**膜**とよばれ、子宮内膜からつくられるが、分娩の際に胎児に続いて子宮壁からはがれ、後産として排出される。

●胎児側の胎盤は、母体側の⑧**膜**と向かいあう⑨＿＿＿＿＿**膜**と、そこから起こる無数の絨毛とからなる。

●絨毛と絨毛の間の間隙は絨毛間腔とよばれる。この絨毛間腔には⑧**膜**の血管が開口し、母体の血液で満たされている。

●絨毛は母体の血液の中に根をのばして、絨毛内に分布する胎児の毛細血管と絨毛間腔内の血液の間で物質交換が行われる。このようにして胎児の血液は二酸化炭素や老廃物を母体の血液に送り出し、母体の血液から酸素と栄養分を受け取って胎児が成長する。

●胎盤では、お互いに混じり合うことのない母体の血液と胎児の血液との間で、物質交換が行われることから、胎児にとって胎盤は、肺、腸、腎臓の各機能を合わせもつ器官といえる。

●このように、母体の血液と胎児の血液は直接混じり合うことはないが、ウイルスやアルコールなどの物質は母体から血液を介して胎児に運ばれるため、胎盤を経由した感染や薬物の影響が起こることがある。

●胎児の血液は、⑩＿＿＿＿＿の中を走る１本の⑪＿＿＿＿＿を通って胎児に運ばれ、２本の⑫＿＿＿＿＿を通って胎児から胎盤に戻される。⑪と⑫は、ゼリー状の結合組織に包まれた長さ約１m、太さ1.5cmほどの⑩のなかを通る。

●出生と同時に、⑪と⑫には血流がなくなり、新生児のいわゆるへその緒は退化し脱落する。しかし、⑪と⑫は成人でも臍の裏側につながる血管の痕跡構造として観察される。

## 問題8 骨盤腔の性差と会陰の構造

次の文章の空欄に、適切な語句を語句群から選び、記入しなさい。
［語句群（複数回の使用可）］ 直腸子宮 直腸膀胱 ダグラス 肛門 子宮広 尿生殖 子宮円索 坐骨結節 骨盤 外尿道括約 内尿道括約

### ▶骨盤腔の性差

- 骨盤腔は腹腔と連続しており、腹部の内臓と同様に骨盤にみられる内臓は連続性のある腹膜におおわれている。
- 腹壁の内面をおおう腹膜は膀胱の上面および後面をおおい、男性では直腸、女性では子宮から直腸をおおい直腸の前方にくぼみが形成される。このくぼみが男性では①________**窩**、女性では②________**窩**といい、③________**窩**ともよばれることがある。
- また、子宮の前面と後面をおおう腹膜は子宮の左右両側で合わさり2重の膜をつくりヒダ状となって左右それぞれ外側に向かい骨盤壁につく。この左右の腹膜のヒダを④________**膜**という。子宮を養う子宮動脈や子宮静脈、子宮を支持する⑤________はこの④**膜**の間を通る。
- 男性の骨盤腔は完全に外界と隔絶された腔所であるが、女性では生殖器でも述べたとおり、卵管の先端部にある卵管采で骨盤腔に開口している。

### ▶会陰の構造

- 会陰は骨盤底部の下口にあって、恥骨と尾骨の先端に囲まれた菱形の部分をいう。
- 会陰は左右の⑥________を結ぶ線によって、前後2つの三角形に区分される。前部を⑦________**三角**、後部を⑧________**三角**とよぶ。⑦**三角**には尿道と膣口が開口する。⑧**三角**では肛門が開口する。
- 会陰部の皮下には骨盤底の筋群があり、骨盤内臓を支えている。⑦**三角**の領域には⑨________**隔膜**があり、ここに骨格筋性の⑩________**筋**が発達して排尿を随意的に調節する。
- ⑧**三角**の皮下には脂肪組織が豊富にあり、その深層に⑪________**隔膜**がある。
- 臨床的にいう会陰とは、男性では陰嚢の後端から肛門の間を、女性では膣前庭の後端から肛門の間を指す。
- 分娩の際には会陰が引き伸ばされ薄くなるが、膣を開口させる⑨**隔膜**の伸縮性が乏しいため、しばしば損傷される。

# Chapter 8 生殖器系　○× 確認問題

「生殖器系」に関する記述である。正しいものには○を、誤っているものには×を記入しなさい。

(　　　) ①精巣は陰嚢に収められた4～5cmほどの楕円形の器官である。

(　　　) ②胎児期の精巣は腹腔内にあるが、出生時には鼡径管を経て陰嚢内に収まる。

(　　　) ③精巣の内部には、蛇行した精細管が詰まっている。

(　　　) ④精子は精巣上体管でつくられる。

(　　　) ⑤精管は精巣上体管の下端部から起こり、陰嚢内部を鼡径管に向かって上行し、骨盤腔に入った後、前立腺の後外側を貫く。

(　　　) ⑥精嚢は膀胱の下部後方に位置する細長い嚢状の構造で、精管が前立腺を貫き、射精管となる細い管に合流し、開口する。

(　　　) ⑦思春期以降の女性では、通常約28日に1個の割合で排卵が行われる。

(　　　) ⑧通常、排卵は左右の卵巣から同時に1個ずつ起こる。

(　　　) ⑨排卵後の卵胞はただちに白体となり、退化・消滅する。

(　　　) ⑩子宮の両側から伸びた卵管の先端部には漏斗状の構造をもつ卵管采があり、卵巣の表面をおおう。

(　　　) ⑪受精は、通常卵管采で起こる。

(　　　) ⑫子宮の上方を子宮頸部、下方を子宮底とよぶ。

(　　　) ⑬卵巣内で卵胞の成熟が起こるとエストロゲンの分泌は低下する。

(　　　) ⑭排卵が起こると、卵巣では黄体が形成され、黄体ホルモン（プロゲステロン）が分泌される。

(　　　) ⑮腟内腔は常在菌であるデーデルライン桿菌の働きで、酸性環境がつくられる。

Chapter

# 9 内分泌系

## 問題1 下垂体

次の文章の空欄に、適切な語句を語句群から選び、記入しなさい。
[語句群]　後葉　前葉　成長　性腺刺激　催乳　卵胞刺激　副腎皮質刺激
甲状腺刺激　黄体化　抗利尿　視床下部　オキシトシン　バソプレシン

- 下垂体は、脳底部の間脳から前下方に伸びた下垂体茎の先端にあるふくらみで、①＿＿＿＿＿と②＿＿＿＿＿からなる。下垂体は、内頭蓋底中央のトルコ鞍にある下垂体窩に納められている。発生学的に、①は咽頭の粘膜が陥入してできた上皮細胞の集団からなり、②は脳の一部が伸び出してつくる神経組織からなる。このことから、①は腺性下垂体、②は神経性下垂体ともよばれる。
- 下垂体はホルモンを毛細血管に分泌し、血液によって全身に運ばれるため、血管が豊富に分布している。

**▶下垂体前葉ホルモン**

- ③＿＿＿＿＿**ホルモン**：細胞の増殖を促進するホルモンで、とくに成長期の骨端軟骨に働き、骨の長さの成長を促す。小児期にこのホルモンの分泌が低下すると小人症となり、成長期を過ぎても分泌量の低下がおこらなければ巨人症を引き起こす。
- ④＿＿＿＿＿**ホルモン**：授乳期にこのホルモンが多量に分泌され、乳腺を発達させるとともに乳汁の分泌を促進する。このホルモンはプロラクチンともよばれる。
- ⑤＿＿＿＿＿＿＿＿**ホルモン**：その名のとおり甲状腺の分泌機能を亢進させるホルモンで、これが過剰に分泌されるとバセドウ病を引き起こす。
- ⑥＿＿＿＿＿＿＿＿＿**ホルモン**：副腎皮質からのホルモン分泌を促進するホルモンで、外界からのストレス刺激があると、このホルモンが分泌される。
- ⑦＿＿＿＿＿＿＿＿**ホルモン**：卵胞の成熟と、黄体の形成を促進するホルモンで、前者は⑧＿＿＿＿＿＿＿**ホルモン**、後者は⑨＿＿＿＿＿＿＿**ホルモン**とよばれる。男性では、精巣の間細胞からのホルモン分泌を促す間細胞刺激ホルモンが分泌される。
- このように、下垂体前葉から分泌されるホルモンは末梢の内分泌腺の機能を調節する働きを示すことから、下垂体は内分泌系の中枢的役割を担っているといえる。しかし、この下垂体前葉も、さらに高位の視床下部から分泌される前葉ホルモン調節因子によって調節される。

**▶下垂体後葉ホルモン**

●後葉ホルモンは、間脳の⑩＿＿＿＿＿＿にある神経細胞で合成される。この細胞が突起を伸ばし、下垂体後葉に終末部をつくり、ここから後葉ホルモンを分泌する。

●⑪＿＿＿＿＿＿＿＿＿：平滑筋を収縮させ血圧を上昇させるほか、腎尿細管からの水分再吸収を高める働きをもつため、⑫＿＿＿＿＿**ホルモン**ともよばれる。

●⑬＿＿＿＿＿＿＿＿＿：妊娠子宮の平滑筋を収縮させ、陣痛を促進する。

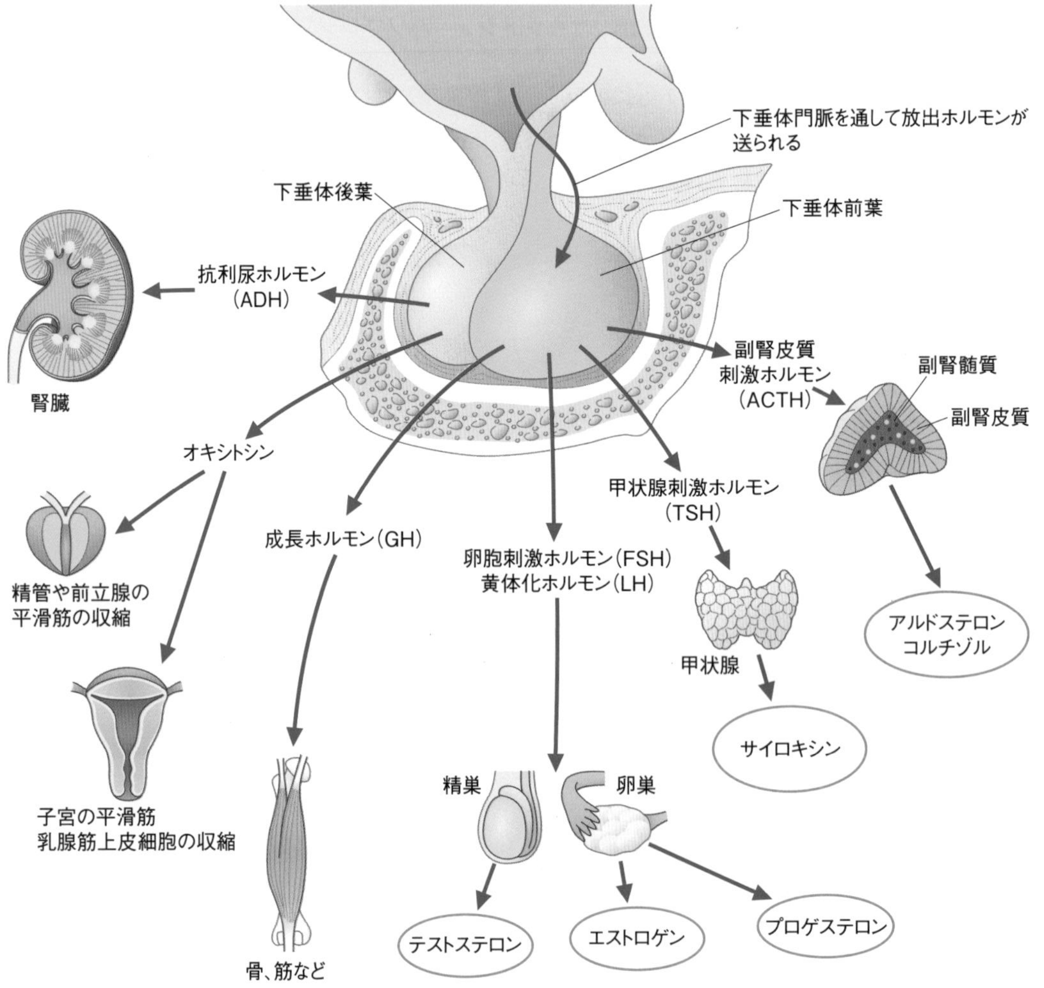


**図 9-1　下垂体から分泌されるホルモン**

## 問題2 松果体・甲状腺・上皮小体

次の文章の空欄に、適切な語句を語句群から選び、記入しなさい。
[語句群] メラトニン バセドウ サイロキシン カルシトニン テタニー クレチン パラトルモン

▶**松果体**

- 松果体は間脳の後方に突出した小豆大の内分泌腺で、赤灰白色を呈する。松果体は松果体細胞と、神経膠組織からなる。
- 松果体は太陽光の刺激に反応し、24時間周期の生体リズム（概日リズム）に従って①＿＿＿＿＿＿を分泌する。①は太陽光の刺激の少ない夜間に多く産生されて、血管内に放出され、睡眠・覚醒サイクルに連動していることが知られている。
- ①は、性的機能を抑制する働きがある。

▶**甲状腺**

- 甲状腺は、前頸部にある甲状軟骨の下部をU字状におおう部分である。
- ②＿＿＿＿＿＿：ヨードを含むホルモンで、細胞の基礎代謝を亢進させる。この機能が異常に高まると③＿＿＿＿＿＿**病**とよばれる甲状腺機能亢進症が起こる。③**病**は20歳台の若い女性に多いとされる。
- ②の分泌低下は④＿＿＿＿＿＿**病**を引き起こす。④**病**とは、身体に組織液が貯留し、精神的にも肉体的にも活動が鈍くなる症状である。
- 甲状腺の小胞をつくる小胞細胞の周囲には旁小胞細胞が分布している。この旁小胞細胞は⑤＿＿＿＿＿＿を分泌し、血中カルシウム濃度を低下させる働きをする。
- 甲状腺は思春期に肥大し、機能の亢進を起こしやすい。甲状腺は妊娠時に肥大することが知られているが、高齢者では萎縮する。

▶**上皮小体**

- 上皮小体は甲状腺の背面に付着する上下１対の小さな内分泌腺で、⑥＿＿＿＿＿＿を分泌する。このホルモンは血中カルシウム濃度を上昇させ、⑤と拮抗的に働く。
- ⑥がカルシウムの血中濃度を上昇させるためには、骨組織に作用して、骨質に含まれるカルシウムを溶解する。このようにして、血中のカルシウム濃度が一定に保たれる。
- ⑥の分泌が過剰になると、カルシウムの貯蔵部位である骨や歯からカルシウムが血液中に溶け出し、骨はもろくなり骨折を起こしやすくなる。
- ⑥の働きが低下すると、血中カルシウム濃度が低下し、神経や骨格筋の興奮性が高まり、⑦＿＿＿＿＿＿とよばれるけいれんを引き起こす。したがって、甲状腺の摘出の際には、上皮小体を切除しないように、注意が必要とされる。

## 問題3 副腎

次の文章の空欄に、適切な語句を語句群から選び、記入しなさい。
［語句群］ 性　アドレナリン　ノルアドレナリン　ミネラロ　グルコ
ハイドロコルチゾン　アンドロゲン　プロゲステロン　アルドステロン
エストロゲン

- 副腎は腎臓の上端に被さるように位置し、腎臓とともに筋膜に包まれる腹膜後器官の１つである。
- 表層の皮質と中心部の髄質とに分けられ、前者はステロイド系の、後者はペプチド・アミン系のホルモンを分泌する。
- 皮質は脂質を多く含むため白くみえるが、髄質は赤みをおびている。ステロイド系の分泌細胞は副腎皮質のほか、卵巣や精巣にもみられ、細胞質内に滑面小胞体が豊富に分布するが、分泌小胞はみられない。
- 一方、副腎髄質細胞は下垂体、上皮小体など多くの内分泌細胞と同じく、細胞質内に多数の分泌顆粒を含む。
- 皮質は、表層から球状帯、束状帯、網状帯の３層が区別される。

**▶副腎皮質ホルモン**

- ①＿＿＿＿＿＿＿＿**コルチコイド**〔鉱質（電解質）コルチコイド〕：②＿＿＿＿＿＿＿＿とよばれるステロイドホルモンを球状帯から分泌し、血中のナトリウムやカリウムイオンの濃度を調節する。血液中のナトリウムやカリウムイオンは神経や筋の活動にとっても不可欠なものであり、副腎皮質を除去した動物を生かせておくことはできない。
- ③＿＿＿＿＿＿＿＿**コルチコイド**（糖質コルチコイド）：④＿＿＿＿＿＿＿＿などのホルモンを束状帯から分泌する。このホルモンはタンパク質から糖の合成を促進し、血糖値を高める働きをもつ。過剰に分泌されると、副腎性の糖尿病を引き起こす。このホルモンはタンパク質合成を抑制し、抗体産生や肉芽の形成を抑制するため、臨床的によく用いられる。
- ⑤＿＿＿＿＿＿**ホルモン**：網状帯から分泌され、⑥＿＿＿＿＿＿＿＿とよばれる男性ホルモンのほか、女性ホルモンである⑦＿＿＿＿＿＿＿＿や⑧＿＿＿＿＿＿＿＿を少量分泌する。
- ⑥の分泌過剰が女性に起こると、体毛が生え、声が太くなるなど、男性化が起こる。

**▶副腎髄質ホルモン**

- 髄質は交感神経の組織が分化してできたもので、⑨＿＿＿＿＿＿＿＿と⑩＿＿＿＿＿＿＿＿を分泌する細胞がある。これらのホルモンは、交感神経の終末から放出される伝達物質と同様の働きをする。すなわち、血圧の上昇、血糖値の増大、心臓拍動の増進などを引き起こす。

## 問題4 膵臓ランゲルハンス島・精巣と卵巣

次の文章の空欄に、適切な語句を語句群から選び、記入しなさい。
[語句群] 肝臓　グルカゴン　インスリン　テストステロン　ソマトスタチン　プロゲステロン　エストロゲン

### ▶膵臓ランゲルハンス島

- 膵臓は膵液を分泌する外分泌器官であると同時に、膵臓の内部にランゲルハンス島とよばれる内分泌細胞の集団部がある。
- ランゲルハンス島には、よく発達した毛細血管に接してA細胞、B細胞、D細胞がみられる。細胞の数としてはB細胞が多く全体の約80%を占める。
- ①＿＿＿＿＿＿＿＿：B細胞から分泌される。血糖値を低下させ、肝臓でのグリコーゲンの貯蔵を促す。糖尿病とはB細胞の機能低下によって血中の①が欠乏して、生体内の細胞における糖の消費量が減少し、血糖値が上昇した状態である。
- ②＿＿＿＿＿＿＿＿：A細胞から分泌される。①と拮抗的に作用し、血糖値を高める働きをする。
- ③＿＿＿＿＿＿＿＿＿＿：少数のD細胞から分泌される。このホルモンは、①と②の内分泌の抑制とともに、膵液の外分泌も抑制する。
- これらのホルモンは門脈を介して④＿＿＿＿＿＿に運ばれ、糖代謝を調節する。
- 1型糖尿病では、ランゲルハンス島の変性によってB細胞が消滅し、①が不足するもので、小児期にみられる。
- 2型糖尿病では、①の分泌量は正常か軽度に不足している状態でも、①の活性が低下するために高血糖や糖尿などの糖代謝異常が起こる。

### ▶精巣

- 曲精細管の間の結合組織のなかに**間細胞**とよばれる内分泌細胞が、毛細血管の周囲に小集団をなして散在している。この間細胞は、細胞質内に滑面小胞体を豊富にもち、⑤＿＿＿＿＿＿＿＿＿＿などの男性ホルモンを分泌する。
- ⑤は精子の発生を促し、精嚢や前立腺を発達させるとともに二次性徴を発現させる。
- 間細胞は、下垂体前葉ホルモンの調節を受ける。

### ▶卵巣

- 卵巣内には成熟過程の異なる数多くの卵胞があり、この卵胞壁をつくる顆粒層細胞が卵胞ホルモンまたは⑥＿＿＿＿＿＿＿＿＿＿とよばれる女性ホルモンを分泌する。
- 成熟した卵胞は、そのまわりを卵胞膜とよばれる同心円状の結合組織層でおおわれている。卵胞膜は内外の2層に区別され、内卵胞膜には毛細血管が豊富にみられる。外卵胞膜は膠原線維を多く含んでいる。
- 内卵胞膜にある細胞は⑥の原料となる⑤を分泌し、これが卵胞顆粒層細胞に運ばれて⑥になる。

●卵胞が成熟し排卵が起こると卵胞は黄体となり、ここで
⑦＿＿＿＿＿＿＿＿＿＿とよばれる黄体ホルモンを分泌する。

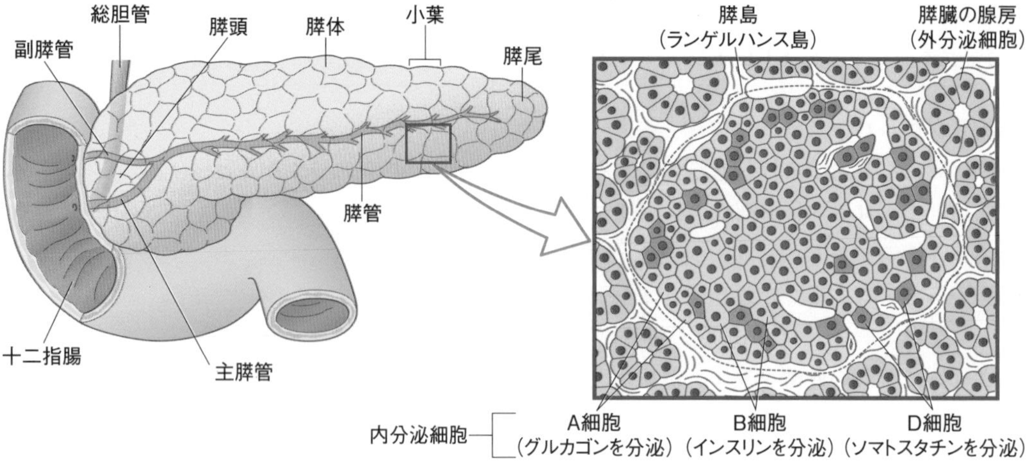


**図 9-2　ランゲルハンス島の構造**

## Chapter 9 内分泌系　○× 確認問題

「内分泌系」に関する記述である。正しいものには○を、誤っているものには×を記入しなさい。

（　　）①下垂体は、間脳から前下方に伸びた下垂体茎の先端にある膨らみで、前葉と後葉からなる。

（　　）②前葉ホルモンは、間脳の視床下部にある神経細胞で合成される。

（　　）③甲状腺の分泌機能を亢進させる甲状腺刺激ホルモン（TSH）が過剰に分泌されると、バセドウ病とよばれる甲状腺機能亢進症が起こる。

（　　）④下垂体前葉からバソプレシン（抗利尿ホルモン）は分泌される。

（　　）⑤サイロキシンは、細胞の基礎代謝を亢進させる。

（　　）⑥カルシトニンは、血中カルシウム濃度を上昇させる。

（　　）⑦パラトルモンは、血中カルシウム濃度を低下させる。

（　　）⑧アドレナリン やノルアドレナリンは、副腎皮質ホルモンである。

（　　）⑨副腎皮質は、ステロイドホルモンを分泌する。

（　　）⑩膵臓の内部にある内分泌細胞の集団をランゲルハンス島という。

（　　）⑪インスリンはランゲルハンス島のA細胞から分泌され、血糖値を低下させる。

（　　）⑫グルカゴンはランゲルハンス島のB細胞から分泌され、血糖値を上昇させる。

（　　）⑬ソマトスタチンはランゲルハンス島のD細胞から分泌され、膵液の外分泌を促進させる。

（　　）⑭精巣にある間細胞は、テストステロンを分泌する。

（　　）⑮卵胞壁をつくる顆粒層細胞は、エストロゲンを分泌する。

（　　）⑯卵胞が成熟し排卵が起こると、卵胞は黄体となり、プロゲステロンを分泌する。

Chapter

# 10 神経系

## 中枢神経系

### 問題1 脳・脊髄膜

次の文章の空欄に、適切な語句を語句群から選び、記入しなさい。
[語句群] 髄膜 クモ膜 硬膜 軟膜 脊髄 大脳鎌 小脳テント 小脳鎌 中硬膜

- 脳や脊髄はやわらかい構造であり、①＿＿＿＿＿とよばれる3層の結合組織性の被膜におおわれ保護されている。①は、最外層の硬膜、中間層のクモ膜、脳・脊髄の表面を直接おおう軟膜からなる。
- 硬膜は、膠原線維を主体とする厚くて丈夫な膜からなる。硬膜は2葉に分けられ、外葉は頭蓋や脊柱管の骨膜に相当するもので、骨の内面にしっかりと結合している。したがって、脳では硬膜外腔は存在しない。
- 脳硬膜は脳からの静脈を運ぶ硬膜静脈洞を通過させるが、この部分を除いて内外両板は癒合している。これに対して、②＿＿＿＿**硬膜**では内外両板の間に脂肪や静脈叢がみられる。脳硬膜は左右の大脳半球を分ける大脳縦裂の中に深く入り込み、③＿＿＿＿＿をつくる。
- このほか、小脳半球を分ける④＿＿＿＿＿、大脳と小脳の間を水平に区分する⑤＿＿＿＿＿も脳硬膜がつくるしきり構造である。
- 脳硬膜には、無髄および有髄の知覚性神経線維が豊富に分布しており、頭痛の原因となる。脳硬膜を引っ張ると激しい痛みを発することが知られている。
- 脳硬膜には⑥＿＿＿＿**動脈**の枝が広く分布しており、この動脈が拡張することでここに分布する知覚神経が伸展され、痛みを伝えていると考えられている。
- クモ膜は、硬膜の内側にある半透明のやわらかい膜で、脳・脊髄の表面をおおうが脳の溝の中まで進入することはない。
- 硬膜とクモ膜との結合は緩く、ここに⑦＿＿＿＿**下腔**とよばれるリンパ隙が形成される。
- クモ膜をつくる細胞は細胞間の結合が強く、クモ膜と軟膜との間にできた⑧＿＿＿＿**下腔**に満たされた脳脊髄液を⑦**下腔**に漏れないようにしている。
- 軟膜は最内層の薄い透明な膜で、脳と脊髄の溝や小さなくぼみにまで進入し、その表面に密着しておおう。したがって、溝やくぼみに進入しないクモ膜と軟膜との間には隙間ができて、ここに脳脊髄液を容れると同時に、脳に栄養を運ぶ数多くの血管が通過する。

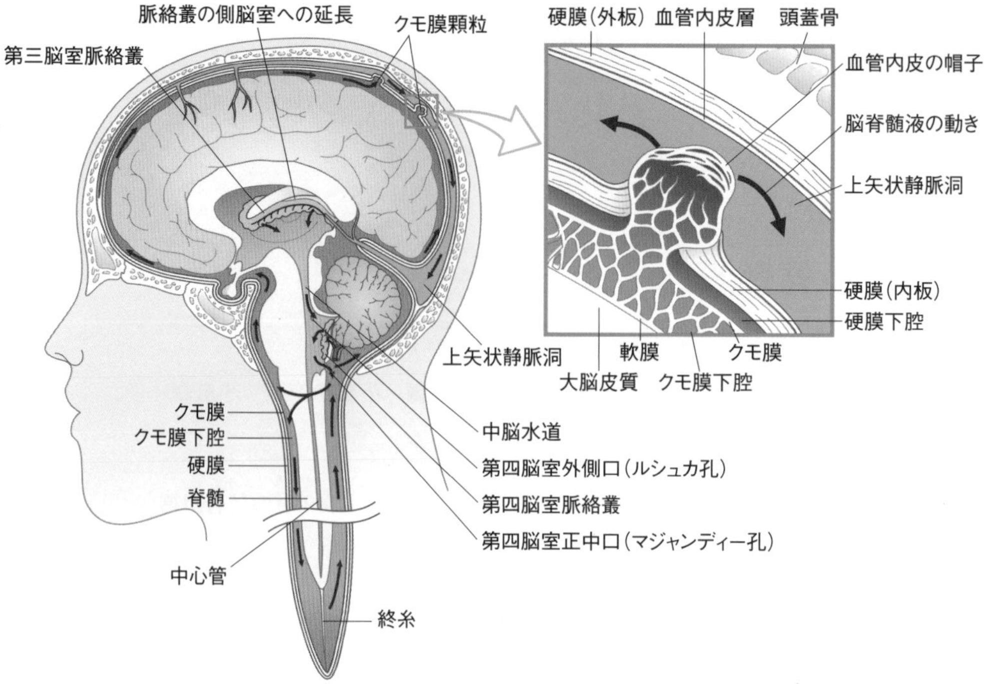


**図 10-1　脳脊髄液の循環**

## 問題2 脳室と脳脊髄液

次の文章の空欄に、適切な語句を語句群から選び、記入しなさい。
［語句群］　脳圧亢進　第四　側　第三　脈絡叢　脳脊髄　クモ膜　クモ膜顆粒　硬膜　軟膜　硬膜静脈洞

- 大脳の内部には、①＿＿＿＿＿**脳室**とよばれる左右対称の大きな空洞がある。
- 左右の間脳にはさまれた空所は②＿＿＿＿＿**脳室**とよばれ、左右の①**脳室**とは室間孔を通して連結している。②**脳室**は、橋・延髄の後方および小脳の前方にある③＿＿＿＿＿**脳室**と中脳水道を介してつながる。
- ③**脳室**は脊髄全体を貫く脊髄中心管に続くが、さらに正中口、左右の外側口を通して④＿＿＿＿＿**下腔**に通じている。
- 脳室の各部には、⑤＿＿＿＿＿とよばれる血管を多数進入させた絨毛状の構造をもち、ここから血液を濾過するかたちで⑥＿＿＿＿＿**液**を産生する。
- ⑥**液**はすべての脳室を満たし、さらに③**脳室**にある 3 つの孔を通して④**下腔**をも満たす。④**下腔**の⑥**液**は、頭頂部に多数みられるクモ膜顆粒を通じて、硬膜内を走る⑦＿＿＿＿＿に排出される。
- このように、⑥**液**は脈絡叢にある動脈から濾しだされ、脳室と④**下腔**を満たした後、⑧＿＿＿＿＿を介して硬膜内を走る⑦に合流する。この流れが髄膜炎やクモ膜下出血などの病変で閉ざされると、⑥**液**が脳室やクモ膜下腔に貯留し、⑨＿＿＿＿＿の症状を引き起こす。

## 問題3 脊髄

次の文章の空欄に、適切な語句を語句群から選び、記入しなさい。
［語句群（複数回の使用可）］ 脊柱管 灰白質 運動 知覚 自律 白質

- 脊髄は、頸部から仙部にいたる脊椎の骨がつながってつくる①＿＿＿＿＿のなかに、脊髄膜に包まれて存在する。脊髄は、長さ40cmほどの円柱状の構造である。
- 頸髄と腰髄は、それぞれ**頸膨大**、**腰膨大**とよばれ太くなっている。
- 脊髄の下端部は第１～第２腰椎の高さで終わり、脊柱管の長さと明らかな違いがみられる。この違いは、脊髄の成長が止まったあとも脊柱の成長が続いたことによる。
- 脊髄の横断面の中央部は②＿＿＿＿＿とよばれ、ここに神経細胞が多数集合している。②の前部を前角とよび、ここに骨格筋を支配する③＿＿＿＿＿**神経細胞**が集合している。
- 灰白質の中心外側部には④＿＿＿＿＿**神経系**の細胞が、また後部には脊髄神経後根からの知覚情報を感受する神経細胞が集合している。
- 灰白質の中央部には、第四脳室につながり脳脊髄液を容れている**細い脊髄中心管**が通る。
- 脊髄横断面の周辺部は⑤＿＿＿＿＿とよばれ、上位中枢との情報のやりとりをする数多くの軸索突起、すなわち神経線維の束が通過する部位である。
- 脊髄には**前根**および**後根**とよばれる脊髄神経の根が形成される。前根は⑥＿＿＿＿＿**性**の情報、後根は⑦＿＿＿＿＿**性**の情報を伝える神経線維の通路をなす。

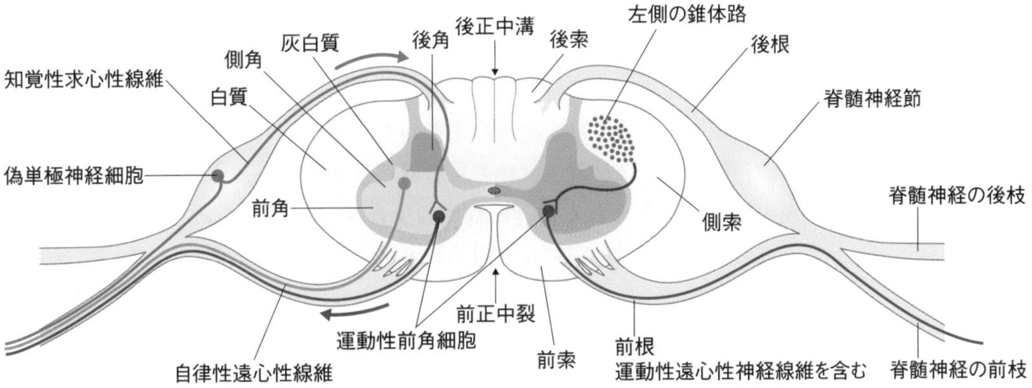


**図 10-2 脊髄の構造**

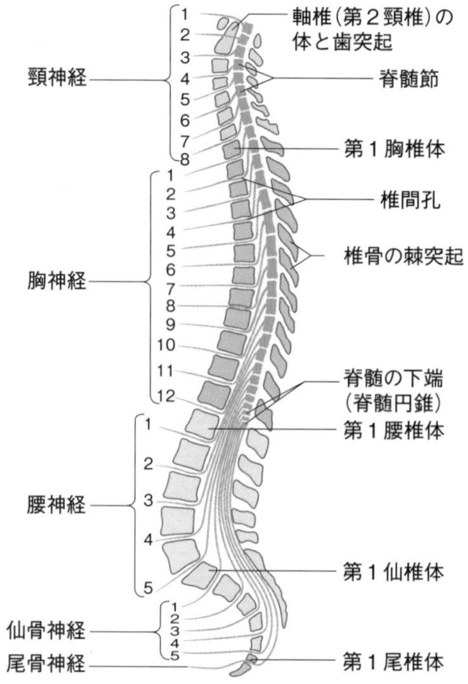


**図 10-3　脊髄の全景**

## 問題４　延髄と橋

次の文章の空欄に、適切な語句を語句群から選び、記入しなさい。
［語句群（複数回の使用可）］　第四　錐体　脳　神経核　脳幹　自律　錐体交叉

- 延髄は脊髄の上端に連続する部分で、やや太さを増し、橋はさらにその上に続く。
- 延髄と橋の背面は菱形のくぼみをなし、脳脊髄液を容れる①＿＿＿＿＿**脳室**の前壁をつくる。
- 延髄と橋からは多くの末梢神経すなわち②＿＿＿＿**神経**が起こるため、これらの神経をつくる神経細胞体の集合部が延髄や橋に多くみられる。このような中枢神経にみられる神経細胞体の集合部を③＿＿＿＿＿＿とよぶ。また、これらの集合部は、脳神経の起始核ともよばれる。
- 延髄の前面には左右対称の④＿＿＿＿＿とよぶ膨らみがある。ここが随意運動にかかわる運動神経の通路で、錐体路系神経の通路をなす。錐体路系の神経線維の多くがこの錐体で左右交叉する。これが⑤＿＿＿＿＿＿＿である。
- 延髄や橋には生命の維持に深くかかわる⑥＿＿＿＿**神経**の中枢があり、呼吸、血管運動、嚥下、嘔吐などの機能を調節する。
- 延髄と橋に、中脳、間脳を加えた部位を⑦＿＿＿＿＿とよぶ。ただし、脳幹は中脳、橋、延髄からなり、間脳を含まないとする考え方もある。

## 問題5 小脳・中脳・間脳

次の文章の空欄に、適切な語句を語句群から選び、記入しなさい。
［語句群（複数回の使用可）］ プルキンエ 小脳核 黒質 赤核 四丘体
大脳脚 被蓋 聴覚 視覚 動眼 瞳孔括約 第三 体温調節 下垂体 視床
視床下部

- 小脳は延髄と橋の後方、大脳の後下方にあって、上・中・下小脳脚でそれぞれ中脳、橋、延髄と連絡路をつくる。
- 小脳の表面には、特徴的な細くて水平に走る溝が多数みられる。
- 小脳の外表部の皮質には、大きさの異なる多数の神経細胞が３層構造をなして集合している。３層のうち中間層には、大きな①＿＿＿＿＿＿**細胞**が分布している。中心部の髄質には、歯状核など②＿＿＿＿＿と総称される神経細胞の集合部がある。
- 小脳は身体の平衡や反射の調節に深くかかわり、全身の骨格筋の働きが調和のとれた円滑な運動となるよう、**協調運動**の中枢的役割をしている。
- 中脳は橋の上方に続く部位で、③＿＿＿＿＿、④＿＿＿＿＿、⑤＿＿＿＿＿の３部からなる。
- ③は錐体路をはじめ、大脳と脊髄を結ぶ神経線維束がつくる柱状の白質からなる。
- ④は神経核と神経線維の伝導路をなし、中央部には⑥＿＿＿＿＿がある。⑥は鉄分を含んでいるため赤みがかってみえる。
- ③と④の境界部には、黒ずんでみえる⑦＿＿＿＿＿がある。
- 赤核、黒質ともに錐体外路系伝導路の中継核として重要な部位である。
- ⑤は上下各１対の高まりをなし、上丘は⑧＿＿＿＿＿の反射運動に、下丘は⑨＿＿＿＿＿の反射運動にかかわる。
- ⑩＿＿＿＿＿＿**筋**を支配する副交感神経が⑪＿＿＿＿＿**神経**に含まれ、この起始核が中脳にある。このため、中脳に障害があると対光反射が機能しなくなる。
- 間脳は中脳と大脳半球の間で、⑫＿＿＿＿＿＿**脳室**の左右両外側壁をつくる部位に位置する。
- 間脳は⑬＿＿＿＿＿と⑭＿＿＿＿＿＿からなり、⑬の後方には内側膝状体および外側膝状体とよばれる２対の高まりがある。
- **内側膝状体**は⑮＿＿＿＿情報の、**外側膝状体**は⑯＿＿＿＿＿情報の中継路をなす。
- ⑬は、皮膚や内臓からの知覚情報を大脳に伝える伝導路の中継核をなす。したがって、痛みなどの感覚を伝える知覚神経はすべてここでシナプスを形成し、次のニューロンがその情報を大脳の知覚領域に伝える。
- ⑬は、錐体外路系の中継点として運動機能の調節にもかかわる。
- ⑭は、自律神経系の最高中枢として全身の平滑筋や分泌腺の働きを調節する。

● ⑭は、体温を一定に保つための⑰＿＿＿＿＿＿＿＿**中枢**として重要な働きをする。

● ⑭の前方から、漏斗とよばれる細い突起を下方に伸ばし、その先端部の膨らみが⑱＿＿＿＿＿＿であある。

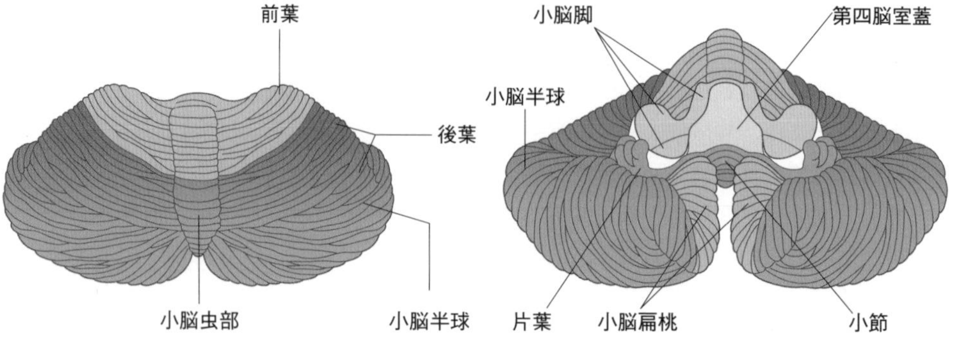


**図 10-4　小脳の構造**

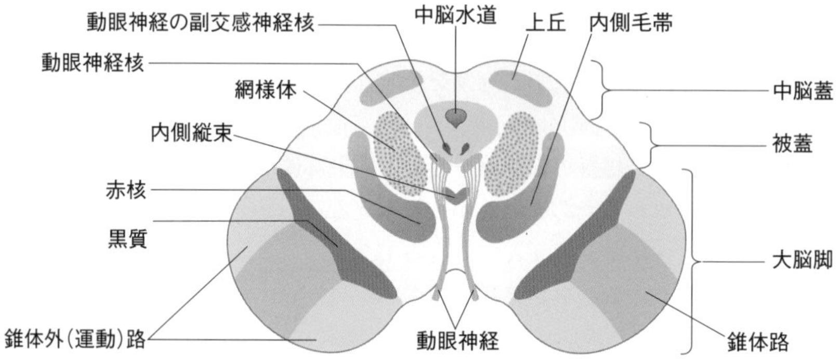


**図 10-5　中脳の構造**

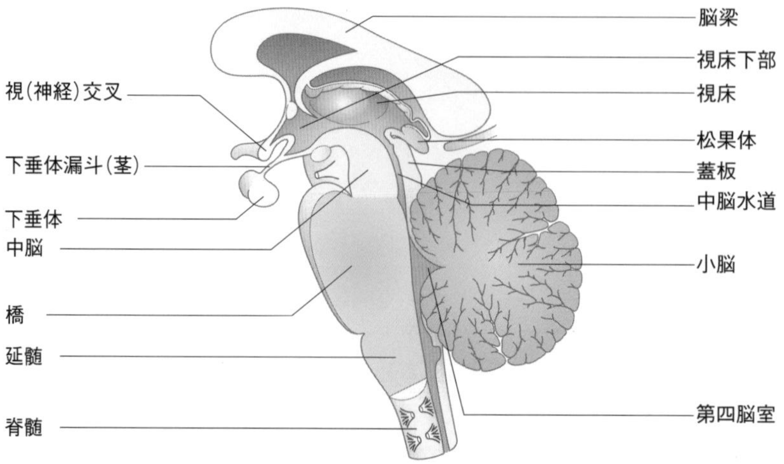


**図 10-6　脳幹の構造**

## 問題 6 大脳

**次の文章の空欄に、適切な語句を語句群から選び、記入しなさい。**
**［語句群（複数回の使用可）］ 頭頂後頭　中心　外側　前頭　頭頂　後頭　側頭　大脳基底核　被殻　白質　灰白質　尾状核　淡蒼球　視床　ウェルニッケ　ブローカ　知覚　運動性　連合　視覚　感覚性　聴覚　大脳縦裂　運動**

- 大脳は、①______________によって左右の半球に分けられる。
- 大脳半球の表面には、多くの溝とその間の高まりがみられる。この高まりを大脳回または大脳回転とよぶ。
- 溝の代表的なものとして、②__________**溝**（ローランド溝）、③__________**溝**（シルビウス溝）および④__________**溝**がある。これらの溝が⑤__________**葉**、⑥__________**葉**、⑦__________**葉**および⑧__________**葉**を区分する。
- 大脳の表層部は皮質または⑨__________とよばれ、神経細胞が6層構造を形成している。
- 大脳の内部は髄質または⑩__________とよばれ、神経線維の通路をなす。
- 髄質のなかには⑪______________とよばれる神経細胞の集合部がみられ、⑫__________、⑬______________、⑭______________、⑮__________があり、⑫と⑬を合わせてレンズ核とよび、このレンズ核に⑭を合わせて線条体とよぶ。
- 大脳基底核は、錐体外路系の中継点として重要な働きをする。
- 大脳の各領域は特定の機能と深く関係している。たとえば、中心溝のすぐ前にある中心前回には、身体各部の骨格筋を支配する⑯__________**野**があり、うしろの中心後回には、全身からくる知覚情報を受ける⑰__________**野**（感覚野）がある。
- 大脳皮質にみられるその他の機能局在を以下に示す。
- ⑱__________**野**：後頭葉の後下端部にあり、網膜で感受した光や色彩の情報を統合し認識する。
- ⑲__________**野**：側頭葉の上内側面にあり、内耳で感受した音の情報を認識する。
- ⑳__________**言語中枢**：㉑______________**野**ともよばれ、前頭葉の外側下部にある。この部位に障害が起こると、音を聞くことはできても、意味のある言葉を話すことができなくなる。
- ㉒__________**言語中枢**：㉓__________________**野**ともよばれ、聴覚野のすぐ後方にある。この部位の障害によって、音を感受できても言葉の意味が理解できなくなる。
- ㉔__________**野**：大脳半球のうち、上記の機能領域以外の部位を占め、各領域からの情報を整理統合し、思考、判断、推理など、もっとも人間らしい精神活動にかかわる。

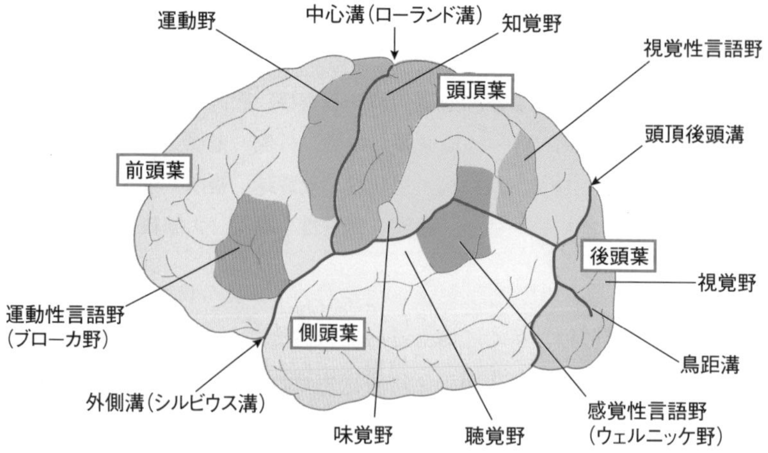


**図 10-7　大脳皮質にある機能局在**

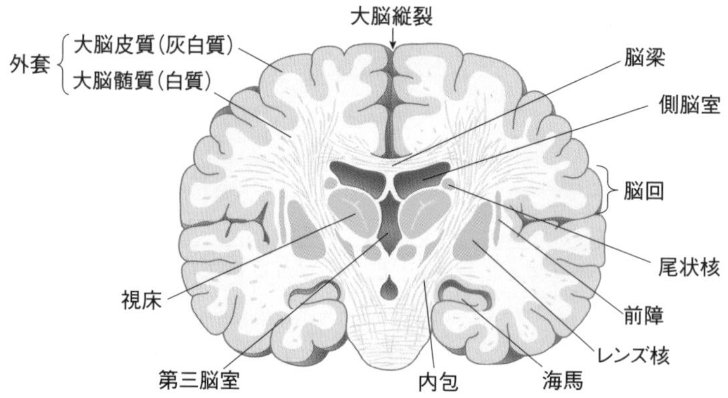


**図 10-8　大脳の構造（前頭断）**

## 問題 7　神経伝導路

**次の文章の空欄に、適切な語句を語句群から選び、記入しなさい。**
**［語句群］　小脳　交連　投射　連合　延髄　運動　脳梁　内包　上行路　下行路**

- 大脳皮質にある機能領域からの刺激情報、または各機能領域への情報を伝導する神経線維束の通路を神経伝導路とよぶ。
- 神経伝導路は、同一半球内の異なる領域を結ぶ①＿＿＿＿＿**線維**、左右の半球を連結する②＿＿＿＿＿**線維**、さらに大脳皮質と脊髄・末梢の各部を結ぶ③＿＿＿＿＿**線維**の 3 種に分けられる。
- 大脳の正中矢状断面にあらわれる④＿＿＿＿＿は、左右の半球を結ぶ②**線維**の束からなる。
- 投射線維の主要な伝導路は臨床的にも重要で、大脳皮質の⑤＿＿＿＿＿**野**から末梢に向かう⑥＿＿＿＿＿と、末梢からの知覚情報を大脳皮質に伝える

⑦＿＿＿＿＿とに分けられる。

- 投射線維の大部分が大脳の髄質にある⑧＿＿＿＿＿とよばれる部位を通過する。⑧の周辺は脳出血などの血管障害が起こりやすい部位であるため、この部位が冒されると身体の反対側に運動や知覚の麻痺が起こる。

**▶錐体路**

- 錐体路とは、全身の骨格筋を支配する下行性伝導路の代表的なのもで、大脳皮質の運動野から起こる神経線維が内包、中脳、橋、延髄を通り、大部分は⑨＿＿＿＿＿の錐体で左右交叉して反対側の脊髄側索を下行して脊髄前角細胞にシナプスを介して結合する。
- 脊髄前角細胞の軸索突起は神経線維の束をつくり、脊髄の前根を通ったあと前枝と後枝に分かれ、身体各部の骨格筋を支配する。

**▶錐体外路**

- 錐体外路とは全身の骨格筋の緊張や協調的運動にかかわる神経路で、反射的、不随意的であるため、ほとんど意識にのぼらない。
- この神経路には大脳基底核のほか、中脳の赤核、⑩＿＿＿＿＿の歯状核、延髄のオリーブ核などが情報の中継核としてかかわり、複雑な反射弓を形成している。
- 錐体路系と錐体外路系はいずれも、脊髄前角細胞（運動神経細胞）に神経情報を伝える。したがって、脊髄の前根から起こる末梢神経は共通の運動性興奮の伝導路となる。

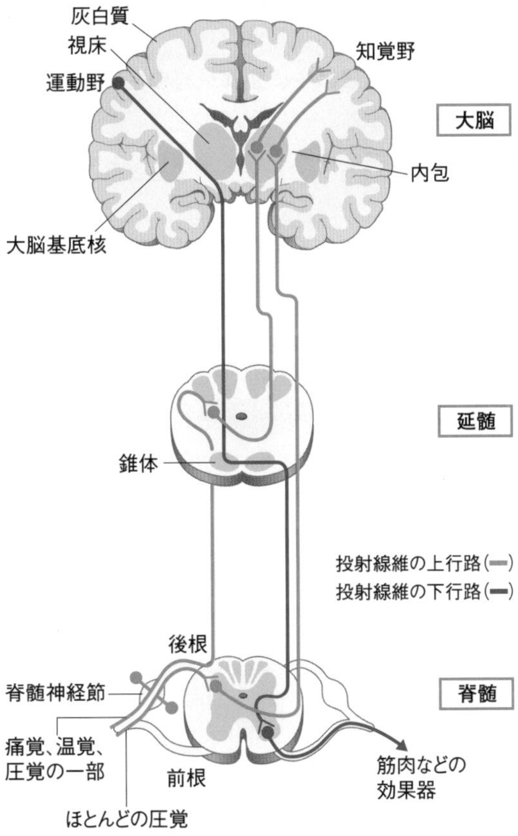


**図 10-9　神経伝導路**

## 問題8　脊髄神経

次の文章の空欄に、適切な語句を語句群から選び、記入しなさい。

［語句群（複数回の使用可）］　1　3　5　8　10　12　31　頸　腕　肋間　腰
仙骨　脊柱管　椎間孔　前枝　後枝　運動　知覚　皮膚分節　脊髄神経節

- 脊髄から起こる脊髄神経は①＿＿＿＿**対**からなり、頸神経（②＿＿＿＿**対**）、胸神経（③＿＿＿＿**対**）、腰神経（④＿＿＿＿**対**）、仙骨神経（⑤＿＿＿＿**対**）、尾骨神経（⑥＿＿＿＿**対**）に分けられる。
- 脊髄の前面と後面から前根および後根が起こり、⑦＿＿＿＿のなかで両者が合流したあと、上下の脊椎骨が外側につくる⑧＿＿＿＿を通り、脊髄神経となって末梢に向かう。前根は⑨＿＿＿＿**神経**の伝導路で、後根は⑩＿＿＿＿**神経**の伝導路である。後根の途中には、偽単極性神経細胞の集合がつくる膨らみがみられる。これが⑪＿＿＿＿である。
- このように、前根と後根が合流して前枝と後枝がつくられるため、脊髄神経はすべて運動性および知覚性神経を含む混合性神経である。
- 末梢に向かう脊髄神経は、体幹の外側面や前面、上肢、下肢の皮膚や筋に分布し、神経線維の束が太い⑫＿＿＿＿と、背側の皮膚や固有背筋などかぎられた部位に分布し、神経線維の束が細い⑬＿＿＿＿とに分かれる。
- 頸部から起こる頸神経は、⑭＿＿＿＿**神経叢**と⑮＿＿＿＿**神経叢**とに分けられる。⑭**神経叢**は主に頸部や肩の皮膚や筋を支配し、⑮**神経叢**は上肢の皮膚や筋を支配する。
- 胸神経は神経叢をつくらず、⑯＿＿＿＿**神経**として胸腹壁の筋と皮膚を支配する。
- 腰神経は、⑰＿＿＿＿**神経叢**として、下腹部・鼡径部・大腿の皮膚と筋を支配する。
- 仙骨神経は、⑱＿＿＿＿**神経叢**として、下肢のほとんどの皮膚と筋を支配する。
- ⑰**神経叢**と⑱**神経叢**は、下肢をともに支配することから、まとめて腰仙骨神経叢ともよばれる。
- 脊髄神経は、基本的に体幹を分節的に支配している。脊髄神経の皮膚に分布する知覚神経の支配区分を⑲＿＿＿＿とよぶ。体幹とくに胸部で分節性の区分がよく保たれているが、上肢・下肢では長軸に沿うように伸びている。

## 問題9 上肢の支配神経と肋間神経

次の文章の空欄に、適切な語句を語句群から選び、記入しなさい。

［語句群］ ワシ サル 横隔 肋間 腋窩 下垂 筋皮 橈骨 尺骨 正中

- 頸髄の上半から起こる脊髄神経は頸神経叢をつくり、その枝は頸部から肩にかけての皮膚や筋に分布する。呼吸筋として機能する横隔膜も、頸神経叢から起こる①＿＿＿＿＿**神経**の支配を受ける。
- 頸髄の下半分、すなわち第5から第8頸神経に第1胸神経が加わった神経束が腕神経叢をつくり、ここから起こる神経の大部分が上肢帯および上肢の皮膚と筋に分布する。なかでも次に示す神経は、臨床的にも重要である。
- ②＿＿＿＿＿**神経**：上腕動脈とともに上腕の内側を肘窩に向かって下行し、前腕の屈筋群と母指球の筋を支配しつつ手掌に分布する。②**神経**の麻痺によって、③＿＿＿＿＿**手**とよばれる母指球の扁平化が起こる。②**神経**に含まれる知覚神経は手掌の橈側半、すなわち母指側の皮膚知覚にかかわる。
- ④＿＿＿＿＿**神経**：手にある小さな骨格筋の大部分を支配するため、この神経が麻痺すると指先の細かい運動ができなくなる。④**神経**の麻痺によって⑤＿＿＿＿＿**手**とよばれる特徴的な変化が起こる。
- ④**神経**は、手掌と手背の尺側半、すなわち小指側の皮膚知覚にかかわる。この神経は上腕骨の内側上果の後方を通過する部位では、皮膚と骨との間にあるため、外部からの圧迫を感じやすい。尺骨の肘頭と上腕骨の内側上果の間を何かにぶつけて圧迫すると特有の強いしびれ感が小指の先端まで感じられる。
- ⑥＿＿＿＿＿**神経**：上腕骨にある⑥**神経溝**に沿って、上腕外側の深部を下行し前腕の橈側から手に向かう。その走行経路は上肢の伸側、すなわち後面にある。支配領域は、手を含む上肢すべての伸筋に枝を与え、上肢伸側の皮膚知覚にかかわる。⑥**神経**の麻痺によって肘や手首が伸ばせなくなり、おばけの手のような⑦＿＿＿＿＿**手**の状態を引き起こす。
- 皮下注射はおもに上肢の伸側で行われ、筋肉注射は三角筋が用いられるが、この際には⑥**神経**の走行をよく理解して実行することが大切である。
- ⑧＿＿＿＿＿**神経**：上腕にある3つの屈筋、すなわち烏口腕筋、上腕二頭筋、上腕筋を支配するとともに、上腕の皮膚知覚にも一部かかわる。
- ⑨＿＿＿＿＿**神経**：腋窩から肩に向かって三角筋を支配し、また、その付近の皮膚知覚にかかわる。この神経の麻痺によって腕を水平より高く持ち上げることができなくなる。
- 胸神経12対の前枝を⑩＿＿＿＿＿**神経**とよび、それぞれが特定の肋間隙を肋間動脈、肋間静脈とともに各肋骨の下縁に沿って走行し、肋間筋や腹壁の筋を支配するとともに、胸・腹部の前面と側面の皮膚知覚にかかわる。下位の⑩**神経**は腹部にも広く分布し、皮膚の知覚にかかわる。

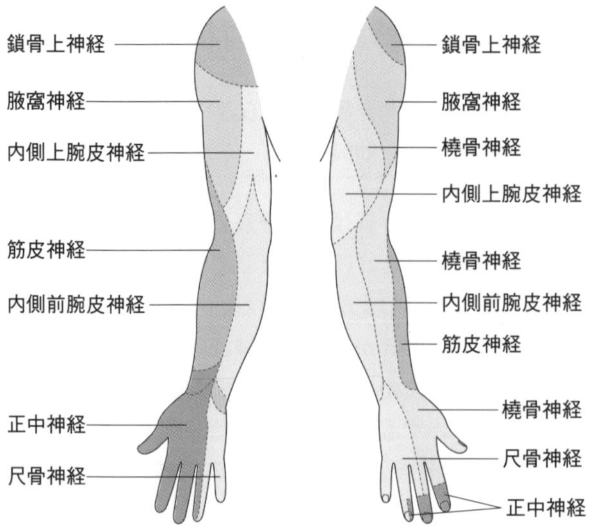


**図 10-10　上肢の神経支配**

## 問題10 下肢の支配神経

次の文章の空欄に、適切な語句を語句群から選び、記入しなさい。
[語句群]　総腓骨　脛骨　坐骨　大腿　陰部　閉鎖　深腓骨　浅腓骨

● 下肢を支配する神経は、腰神経叢と仙骨神経叢から起こる。

▶ **腰神経叢**

●①＿＿＿＿＿**神経**：鼡径靭帯の下をくぐって大腿の伸側、すなわち前面に分布して大腿四頭筋とよばれる伸筋と皮膚の知覚を支配する。

●②＿＿＿＿＿**神経**：骨盤の前外側にある閉鎖孔を通り大腿内面に現われ、内転筋群を支配するとともに、大腿内側の皮膚知覚にかかわる。

▶ **仙骨神経叢**

●③＿＿＿＿＿**神経**：会陰部や外陰部の皮膚知覚にかかわるとともに、外肛門括約筋や外尿道括約筋を調節する運動神経を含んでいる。また、③**神経**は生殖器に分布する知覚神経を含む。

●④＿＿＿＿＿**神経**：大殿筋の深部で骨盤の外に出て、下肢の屈側、すなわち後面にある屈筋群を支配する。④**神経**は大腿の屈筋群を支配しつつ下行し、膝窩の上方で⑤＿＿＿＿＿**神経**と⑥＿＿＿＿＿**神経**とに分枝する。殿筋への筋肉注射や腰椎の椎間板ヘルニアなどで、④**神経**に刺激が加えられると、神経の走行に沿って大腿と下腿の後面から足までの広範囲に痛みが感じられる。

●⑦＿＿＿＿＿**神経**：⑤**神経**から分枝した神経である。下腿の表層を下行し、腓骨筋を支配するとともに足背の皮膚に分布する。長く正座すると足がしびれるのは、この神経の一時的な麻痺による。また、小児麻痺によって冒されるのもこの⑦**神経**であり、腓骨筋が麻痺するために、これと拮抗的に働

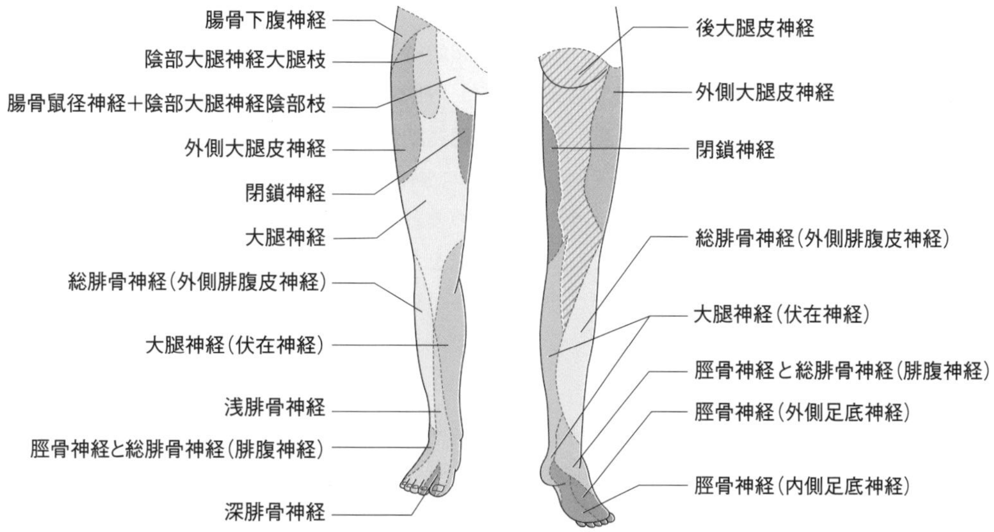


**図 10-11　下肢の神経支配**

く下腿の緊張が現われ、特有の尖足が起こる。

- ⑧＿＿＿＿＿＿**神経**：⑤**神経**から分枝した神経である。下腿の伸筋群と足背の筋群を支配する。
- ⑥**神経**：下腿の屈筋と足底の筋群を支配し、下腿の後面、足底の皮膚の知覚にかかわる。

---

## 問題11 脳神経①

**次の文章の空欄に、適切な語句を語句群から選び、記入しなさい。**
**［語句群］ 視　嗅　嗅球　視交叉　外側　内側　前頭　後頭　滑車　動眼　中脳　外側直　上斜　上顎　眼　咀嚼　下顎　外転　三叉**

- ①＿＿＿＿＿＿**神経**（第1脳神経）：上鼻道の一部にある嗅粘膜で感受したにおいの情報を、篩骨を貫き大脳前頭葉の下面にある②＿＿＿＿＿＿に伝える純知覚性の神経である。この末梢神経は、嗅粘膜にある感覚上皮細胞の突起の束からなり、ほかの脳神経にはみられない特徴的なものである。
- ③＿＿＿＿＿＿**神経**（第2脳神経）：網膜で感受した明るさや色彩の情報を伝える純知覚性の神経である。③**神経**は脳底部で④＿＿＿＿＿＿を形成するが、半球状の網膜の内側半からの情報のみが左右交叉し、網膜の外側半に由来する視神経は交叉しない。このことが視野障害が耳側性半盲など、特異なかたちで出現する理由になる。③**神経**の視覚情報は⑤＿＿＿＿＿＿**膝状体**で中継され、⑥＿＿＿＿＿＿**葉**の視覚野に伝えられる。中脳にある上丘を経由する一部の視覚情報は、視覚に関連する反射運動にかかわる。
- ⑦＿＿＿＿＿＿**神経**（第3脳神経）：眼球の運動にかかわる6つの外眼筋のうち4つ（上直筋、下直筋、内側直筋、下斜筋）を支配する。また、この神経には瞳孔を収縮させる平滑筋を支配する副交感神経を含んでおり、機能的に混合性の神経である。⑦**神経**の起始核は⑧＿＿＿＿＿にある。

- ●⑨＿＿＿＿＿**神経**（第４脳神経）：眼球の運動にかかわる６つの外眼筋のうち、⑩＿＿＿＿＿**筋**を支配する純運動性の神経である。
- ●⑪＿＿＿＿＿**神経**（第５脳神経）：脳神経のうち最も太い神経で、橋に起始核をもつ。この神経は次の３つの神経からなる。三叉神経は大部分が知覚神経からなるが、わずかに運動神経を含む混合性の神経である。
  - ・⑫＿＿＿＿＿**神経**：前頭部から頭頂部にかけての皮膚、眼球や鼻腔の粘膜の知覚情報を感受する。角膜や結膜の鋭い痛みはこの神経によって伝えられる。
  - ・⑬＿＿＿＿＿**神経**：顔面の皮膚、上顎部や口蓋粘膜の知覚、さらには上顎の歯の痛みを伝えるのもこの神経である。
  - ・⑭＿＿＿＿＿**神経**：下顎部と側頭部の皮膚、頬部および口腔底の粘膜、さらには下顎の歯の痛みを伝える知覚神経を含む。⑭**神経**は、顔面の⑮＿＿＿＿＿**筋**を支配する運動神経を含む。
- ●⑯＿＿＿＿＿**神経**（第６脳神経）：眼球運動にかかわる骨格筋の１つである⑰＿＿＿＿＿**筋**を支配する純運動性の神経である。

## 問題12　脳神経②

**次の文章の空欄に、適切な語句を語句群から選び、記入しなさい。**
**［語句群］　表情　顔面　頸静脈孔　副　蝸牛　内耳　舌咽　舌下　迷走　前庭　反回　動脈管索　胸鎖乳突**

- ●①＿＿＿＿＿**神経**（第７脳神経）：内頭蓋底にある内耳道を通り、乳様突起の前方で頭蓋骨を離れたあと、耳介の前方で耳下腺を貫き、扇型に広がりながら顔面に分布する。橋と延髄の境界部に起始核をもつ。顔面にある②＿＿＿＿＿**筋**を支配する運動性の神経である。①**神経**はこのほか、舌の味覚や涙腺、顎下腺、舌下腺の分泌機能を調節する副交感神経を含む。したがって、機能的に混合性の神経である。
- ●③＿＿＿＿＿**神経**（第８脳神経）：橋と延髄の境界部から起こる太い神経で、①**神経**とともに内耳道を通り、次の２つの神経からなる。③**神経**は純知覚性の神経である。
  - ・④＿＿＿＿＿**神経**：内耳の前庭と半規管で感受した身体の平衡感覚や回転、加速度の情報を伝える。メニエール病にみる激しいめまいは、この④**神経**の異常による。
  - ・⑤＿＿＿＿＿**神経**：内耳にある蝸牛のコルチ器で感受した音の情報を伝える。
- ●⑥＿＿＿＿＿**神経**（第９脳神経）：舌の後方１／３の味覚にかかわる知覚神経を含むとともに、嚥下にかかわる咽頭筋を支配する運動神経を含む。⑥**神経**

は、耳下腺の分泌を調節する副交感神経をも含む**混合性**の神経である。

- ⑦＿＿＿＿＿**神経**（第10脳神経）：延髄に起始核をもち、運動性、知覚性のほかに副交感神経を多く含んだ**混合性**の神経である。頭蓋骨の⑧＿＿＿＿＿＿を通って外頭蓋底にあらわれ、総頸動脈、内頸動脈とともに頸動脈鞘に包まれて頸部を下行する。右の⑦**神経**は右鎖骨下動脈の前を、左では大動脈弓の前を通って胸腔に進み、気管支の後方、食道の両外側から前後へと位置を変えて下行し、横隔膜を貫いて腹部内臓に分布する。
- ⑦**神経**の支配領域は広範で、咽頭や喉頭を含め、横行結腸の遠位1/3におよぶ胸部と腹部内臓のすべてを支配する。胸部や腹部内臓を支配する⑦**神経**は、副交感神経を多量に含んでいる。
- ⑦**神経**は⑨＿＿＿＿＿**神経**とよばれる比較的太い枝を出すが、右では鎖骨下動脈の下を、左では肺動脈と大動脈弓を結ぶボタロー管の痕跡構造である⑩＿＿＿＿＿＿の下をくぐり反回し、咽頭や喉頭の筋を支配する。⑨**神経**は喉頭の発声器官である声帯の筋を支配するため、この神経の麻痺は特有の嗄声《させい》、すなわちしわがれ声の原因となる。
- ⑪＿＿＿＿＿**神経**（第11脳神経）：⑦**神経**とともに⑧を通り頭蓋骨の外に出る。頸部にある⑫＿＿＿＿＿＿**筋**と、後頭部から背中に広がる僧帽筋を支配する**純運動性**の神経である。
- ⑬＿＿＿＿＿**神経**（第12脳神経）：延髄に起始核をもつ**純運動性**の神経で、舌下神経管を通って頭蓋の外に出て、舌を形成する骨格筋を支配する。

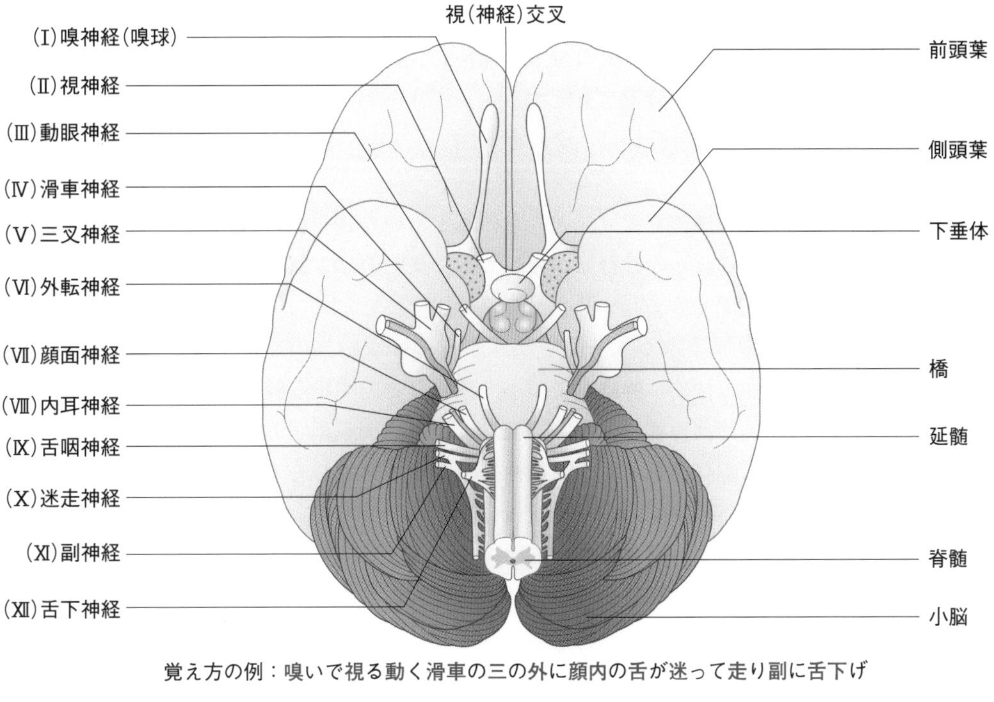


覚え方の例：嗅いで視る動く滑車の三の外に顔内の舌が迷って走り副に舌下げ

**図 10-12　脳神経**

## 問題13 自律神経

**次の文章の空欄に、適切な語句を語句群から選び、記入しなさい。**

**[語句群（複数回の使用可）]　1　2　3　4　5　節前　節後　交感神経幹　平滑　骨格　腺　大内臓　心臓　胸　腰　腹腔　上腸間膜　下腸間膜　仙骨　骨盤内臓　延髄**

- 神経のなかには血管や内臓の壁をつくる平滑筋、外分泌や内分泌腺の機能を調節するものがある。これが自律神経系とよばれるもので、交感神経と副交感神経とに分けられる。自律神経の働きは、通常われわれの意識にはのぼらない。
- 脳・脊髄の起始核から神経節までの部分を①＿＿＿＿**神経**、神経節から末梢の支配臓器までの部分を②＿＿＿＿**神経**とよぶ。
- 交感神経と副交感神経は多くの場合、お互いに拮抗的に機能する。

**▶交感神経**

- 交感神経の起始核は、③**第**＿＿＿＿**胸髄**から④**第**＿＿＿＿**腰髄**の間の脊髄の側角にある。
- 脊髄の側角から起こる節前神経の軸索は、脊髄前根を通り交感神経節が数珠状につながってつくる⑤＿＿＿＿で節後神経とシナプスを形成する。
- ⑤は脊椎の左右両外側に位置する。
- 頸部の交感神経幹は、3対の交感神経節（上・中・下頸神経節）をつくる。頸部の交感神経の節前神経は上部胸髄から起こり、節後神経は動脈壁にからみつくように動脈の分枝に沿って頭部や頸部内臓の⑥＿＿＿＿**筋**や⑦＿＿＿＿**の分泌**を支配する。
- 頸部の交感神経節は、それぞれ⑧＿＿＿＿に向かう枝を出し、心拍を調節する。
- 胸部の交感神経幹は、大きさのふぞろいな10〜12対の⑨＿＿＿＿**神経節**からなる。これらの神経節から起こる節後神経は、気管や肺、食道などの胸部内臓を支配する。
- 第5胸神経節より下位では、節前神経が胸部の交感神経節を素通りして、⑩＿＿＿＿**神経**および小内臓神経として横隔膜を貫き腹部に達する。これらの節前神経は、腹腔動脈および上腸間膜動脈の基部で、それぞれ動脈と同名の神経叢をつくり節後神経とシナプスをつくる。
- この節後神経は、それぞれ動脈が分布する領域の消化器官や血管の⑪＿＿＿＿**筋**を支配する。
- 腹部には4〜5対の⑫＿＿＿＿**神経節**がつくられる。ここから起こる節後神経は、⑬＿＿＿＿**神経叢**や⑭＿＿＿＿**神経叢**のほか、⑮＿＿＿＿**神経叢**の形成に加わる。
- ⑮**神経叢**から起こる節後神経は、同名の動脈にからみついて、動脈の分布領域の内臓を支配する。

- 骨盤部では4～5個の⑯________**神経節**がつくられ、ここから起こる節後神経は直腸、膀胱のほか内生殖器や外陰部に分布する。

**▶副交感神経**

- 副交感神経の起始核は中脳、橋や延髄および仙髄にあり、中脳、橋、延髄から起こる副交感神経が、一部の脳神経に含まれる。
- 仙髄に起始核をもつ副交感神経は⑰________**神経**に含まれて走行し、横行結腸の遠位部から直腸下部までの消化管と骨盤内臓、生殖器を支配する。膀胱壁の排尿筋や子宮、卵管などの壁をつくる平滑筋は、この副交感神経の支配を受ける。

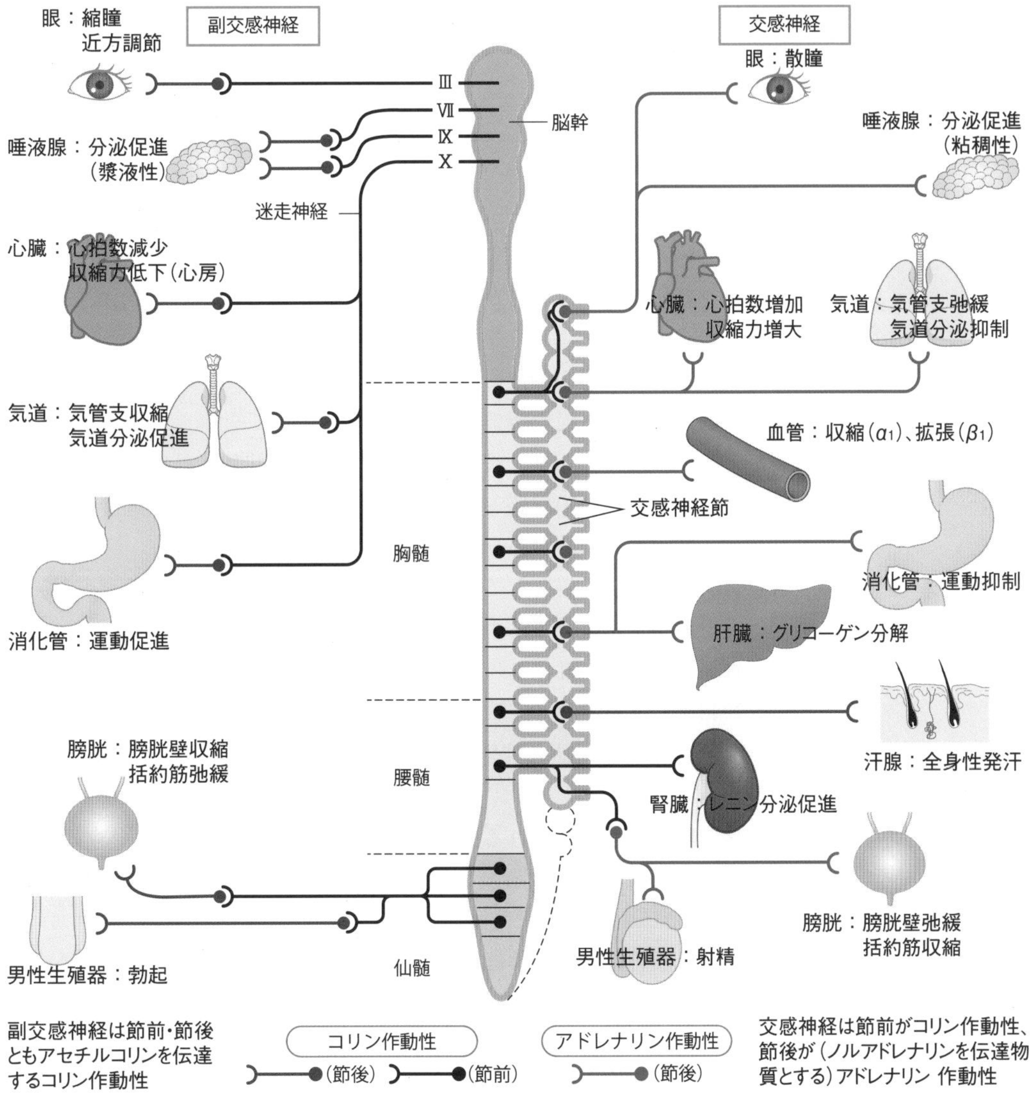


**図 10-13　交感神経と副交感神経**

# Chapter 10 神経系　○× 確認問題

「神経系」に関する記述である。正しいものには○を、誤っているものには×を記入しなさい。

(　　　) ①脳から起こる末梢神経は31対あり、脳神経とよばれる。

(　　　) ②脊髄から起こる末梢神経は12対あり、脊髄神経とよばれる。

(　　　) ③自律神経には、交感神経と副交感神経がある。

(　　　) ④脳や脊髄は３層の髄膜でおおわれ、外側から硬膜、クモ膜、軟膜の順である。

(　　　) ⑤クモ膜と軟膜の間にある空所をクモ膜下腔とよび、脳脊髄液がある。

(　　　) ⑥脳の硬膜は左右の大脳半球を分ける大脳縦列のなかに深く入り込み、大脳鎌をつくる。

(　　　) ⑦大脳の内部には、側脳室とよばれる左右対称の大きな空洞がある。

(　　　) ⑧左右の間脳に挟まれた空所を第四脳室という。

(　　　) ⑨橋・延髄の後方および小脳の前方にあるのが第三脳室である。

(　　　) ⑩脳室の各部には脈絡叢があり、ここから血液を濾過するかたちで脳脊髄液を産生する。

(　　　) ⑪脊髄の灰白質の前部を前角とよび、知覚情報を感受する神経細胞が集まっている。

(　　　) ⑫脊髄の灰白質の後部を後角とよび、骨格筋を支配する運動神経細胞が集まっている。

(　　　) ⑬延髄と橋には神経核があり、ここから多くの脳神経が起こる。

(　　　) ⑭延髄と橋を合わせて脳幹とよぶ。

(　　　) ⑮小脳は、身体の平衡や反射の調節に深くかかわっている。

(　　　) ⑯中脳に障害があると、光反射が機能しなくなる。

(　　　) ⑰間脳は視床と視床下部からなり、視床の後方には内側膝状体と外側膝状体がある。

(　　　) ⑱内側膝状体は、視覚情報の中経路をなす。

(　　　) ⑲外側膝状体は、聴覚情報の中経路をなす。

(　　　) ⑳視床下部には、体温調節中枢としての働きがある。

(　　　) ㉑大脳の前頭葉と頭頂葉を区分するのは中心溝（ローランド溝）である。

(　　　) ㉒視覚野は、前頭葉の外側下部にある。

(　　　) ㉓聴覚野は、頭頂葉にある。

(　　　) ㉔頸神経、胸神経、腰神経、仙骨神経では、複雑な神経線維束の合流と分枝を繰り返す神経叢がみられる。

(　　　) ㉕正中神経麻痺ではワシ手とよばれる指の変化がみられる。

(　　　) ㉖坐骨神経は最も太い神経で、大殿筋の深部で骨盤の外に出て、下肢の屈筋群を支配する。

(　　　) ㉗三叉神経とは、反回神経、上顎神経、下顎神経の３本からなる。

(　　　) ㉘内耳神経とは、前庭神経、蝸牛神経からなる。

(　　　) ㉙交感神経の起始核は、第１胸髄から第２腰髄の脊髄側角にある。

(　　　) ㉚副交感神経の起始核は、中脳、橋や延髄、仙髄にある。

Chapter

# 11 感覚器系

## 問題 1 鼻腔と嗅覚器

次の文章の空欄に、適切な語句を語句群から選び、記入しなさい。
[語句群] 嗅 嗅球 嗅細胞 嗅毛

- 鼻腔上部の粘膜は嗅粘膜とよばれ、やや黄褐色を帯びるこの粘膜上皮に「におい」を感受する①＿＿＿＿＿があある。淡紅色を帯びるその他の呼吸粘膜と区別される。
- ①は神経細胞の一種で、先端部の膨らんだ②＿＿＿＿＿とよばれる細い突起をもつ。①は、さらに軸索突起のような細い突起を伸ばして、篩骨にある小さな孔を通り、第1脳神経である③＿＿＿＿＿**神経**として④＿＿＿＿＿に「におい」の情報を伝える。
- 複雑な構造をした鼻腔に吸い込まれると、空気中の化学物質は嗅粘膜の粘液細胞から分泌された粘液に溶かされ、これが①の嗅毛を刺激する。

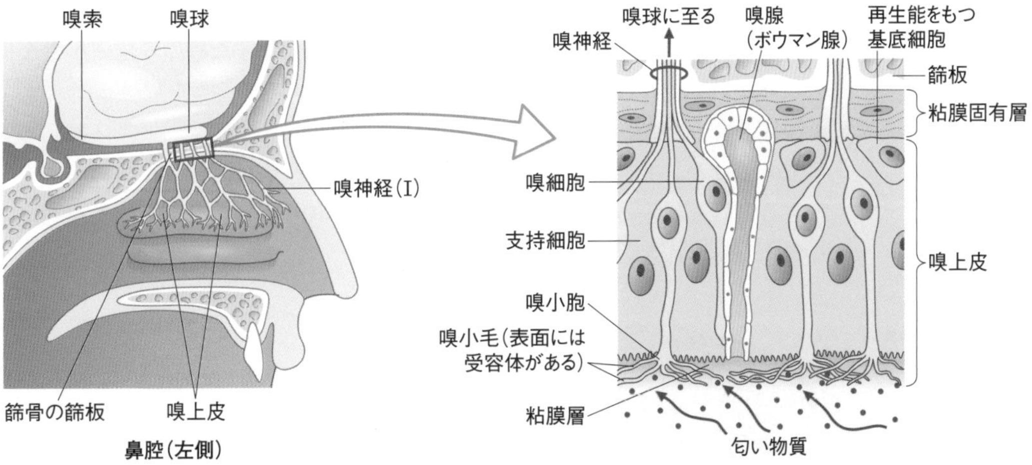


**図 11-1 嗅覚器**

## 問題2 眼球の付属器官

次の文章の空欄に、適切な語句を語句群から選び、記入しなさい。
［語句群］ マイボーム　眼瞼板　結膜　強膜　眼輪　霰粒　麦粒　複視　黄疸
貧血　結膜円蓋　鼻涙管　外転　動眼　滑車　涙腺

- 眼瞼とは、眼球の前面をおおう上下に分かれた板状の構造で、外表面は皮膚、内面は①＿＿＿＿とよばれる粘膜からなる。
- 眼瞼の芯をなす構造は②＿＿＿＿＿とよばれる結合組織からなり、とくに上眼瞼で発達している。上下の②のなかには瞼板腺（③＿＿＿＿＿＿**腺**）とよばれる脂腺が縦に並んで配列している。
- 眼瞼には表情筋の1つである④＿＿＿＿＿**筋**が分布している。瞼板腺の導管が詰まり、炎症が起こると結合組織の内圧が上昇し、激しい痛みを伴う。これが⑤＿＿＿＿＿**腫**、つまり「ものもらい」である。
- 眼瞼の内面をおおう眼瞼結膜は、⑥＿＿＿＿＿＿とよばれるポケット状の折れ返りをつくり、一部が⑦＿＿＿＿の前面をおおう眼球結膜に続く。
- 結膜が、細菌やウイルスに感染し炎症を起こした状態を結膜炎という。
- 眼球結膜は⑧＿＿＿＿を観察するのに便利であり、⑨＿＿＿＿を観察するために用いられるので、臨床的にも重要である。
- ⑩＿＿＿＿は眼球の上外側にある分泌腺で、多数の導管を結膜円蓋の外側部に開口させる。分泌された涙は眼球を潤し、内側部に開口する涙小管を通って涙嚢、⑪＿＿＿＿を経て下鼻道に運ばれる。
- 眼球を容れている骨性の眼窩のなかに、眼球を動かすための6個の小さな横紋筋がある。これが眼筋である。
- 眼筋うち、上直筋、下直筋、内側直筋、下斜筋の4つが⑫＿＿＿＿＿**神経**の支配を受ける。上斜筋は⑬＿＿＿＿＿**神経**に、外側直筋は⑭＿＿＿＿＿**神経**に支配される。これらの眼筋の運動が制限されると⑮＿＿＿＿が生じ、支配神経の障害が疑われる。

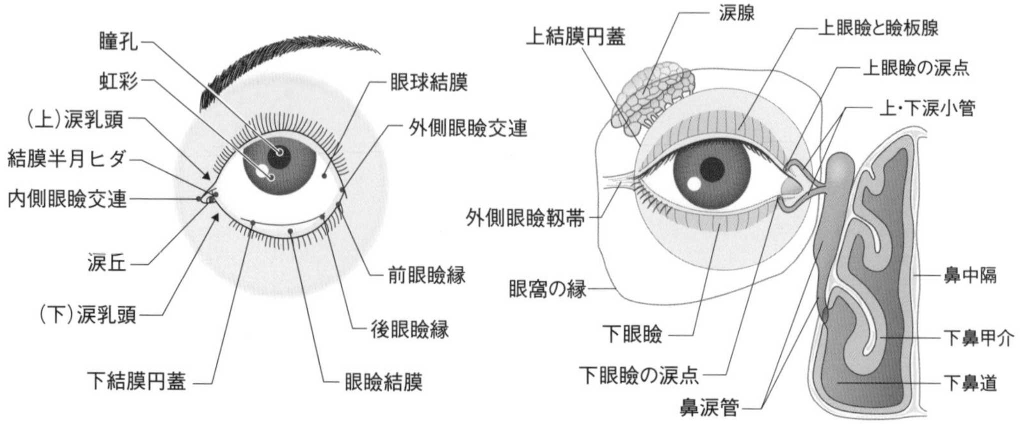


図 11-2　眼の付属器

## 問題3 眼球の内部構造

次の文章の空欄に、適切な語句を語句群から選び、記入しなさい。
[語句群]　眼房水　硝子体　水晶体　緑内障　白内障　網膜　強膜静脈洞

● ①＿＿＿＿＿：特殊な上皮細胞が集合してできたもので、弾力性に富むレンズ様の構造である。①は加齢とともに硬化して、レンズとしての調節機能を低下させる。これが、いわゆる老眼とよばれる状態で、眼鏡やコンタクトレンズを用いて視力の回復をはかる。また、①が白濁する病気を②＿＿＿＿＿とよぶが、この場合①を摘出して、人工水晶体と入れ換える手術によって視力の回復がはかられる。

● ③＿＿＿＿＿：①と後方にある④＿＿＿＿＿との間の空所を満たすゼラチン様物質である。ここにはヒアルロン酸が含まれる。

● ⑤＿＿＿＿＿：眼房とは角膜と水晶体の間の部位を指し、虹彩よりも前を前眼房、後を後眼房とよぶ。⑤は眼房を満たすリンパ液であり、虹彩と毛様体から分泌されて⑥＿＿＿＿＿＿＿（シュレム管）から静脈に吸収される。また、⑤は眼球内圧の維持と水晶体および角膜の代謝活動にかかわり、⑤の吸収口である⑥が詰まるなどの原因で眼球全体の内圧が高くなると、視神経を圧迫して失明を起こすことがある。これが⑦＿＿＿＿＿＿とよばれる病気で、中年過ぎに多くみられる。

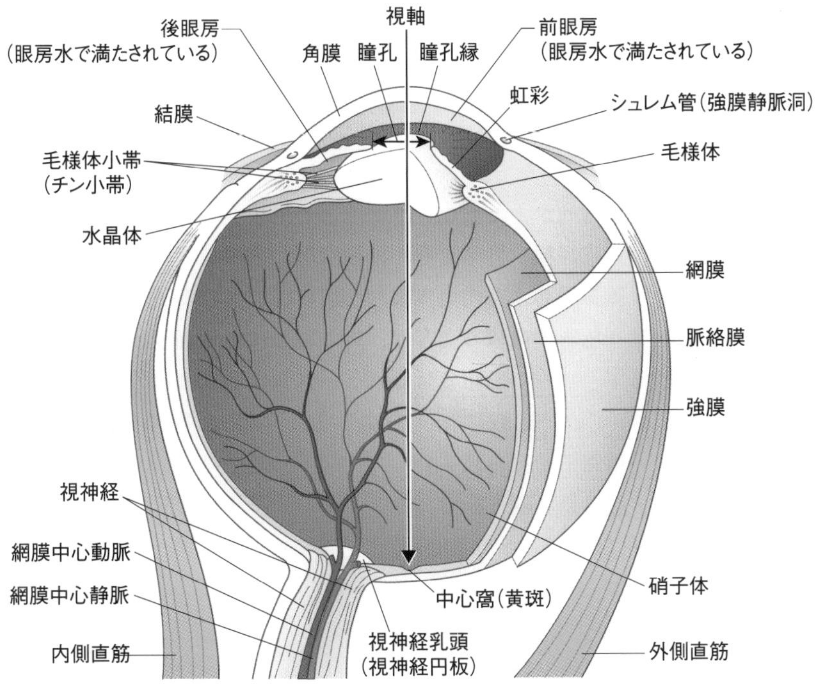


**図 11-3　眼球の内部構造**

## 問題4 眼球内膜(網膜)

**次の文章の空欄に、適切な語句を語句群から選び、記入しなさい。**
**[語句群(複数回の使用可)] 双極 中心窩 黄斑 視神経円板 夜盲 糖尿 杆状体 錐状体 ロドプシン 視 神経節**

- 眼球の神経膜ともよばれる網膜は、光の受容器である視細胞と視神経を含み、視覚器としてもっとも重要な部分である。
- 網膜は剥離が起こりやすく、半球をなす網膜の中央部には、①＿＿＿＿＿とよばれる小さいくぼみがある。①の周囲には黄色い色素があり、眼底検査では黄褐色にみえるので②＿＿＿＿＿ともよばれる。この部位は、特定の物体を注視したとき焦点が合うところである。
- 中心窩のやや内側には、視神経の起こる部位にあたる③＿＿＿＿＿(視神経乳頭)とよばれる構造があり、眼底鏡では丸くて白い斑として認められる。眼底鏡でみると、視神経の中心を走る網膜中心動・静脈、③の中央から、神経線維が四方に放散し、広く網膜に分布するようすが観察される。
- 眼底部の動脈は加齢による変化、たとえば動脈硬化や④＿＿＿＿＿**病**による血管の病変など、多くの疾患の情報を観察できる重要な部位である。
- 網膜にある光受容細胞には、色彩を認識する働きをもつ⑤＿＿＿＿＿**細胞**と、光の強弱を感受する⑥＿＿＿＿＿**細胞**に区別される。中心窩は⑤**細胞**のみを含み、周辺部に向かってその数が減少する。
- ⑥**細胞**の先端にある外節には⑦＿＿＿＿＿とよばれる視物質が含まれる。この視物質はビタミンAから合成されるため、これが不足すると暗い所で物が見えにくくなる。これが⑧＿＿＿＿＿**症**、いわゆる「とり目」である。
- 網膜は、光の進行方向から最も遠い部位である外層から、色素上皮層、杆状体・錐状体層、外境界膜、外果粒層、外網状層、内果粒層、内網状層、神経節細胞層、神経線維層および内境界膜の10層に区別される。
- 網膜における光や色彩の情報の受容は、外果粒層にある杆状体細胞・錐状体細胞とよばれる⑨＿＿＿＿＿**細胞**で行われる。視覚情報は、次の神経である内果粒層の⑩＿＿＿＿＿**細胞**に伝えられ、続いて第3番目の神経である⑪＿＿＿＿＿**細胞**に伝えられる。
- ⑪**細胞**の軸索突起は第2脳神経である⑫＿＿＿＿＿**神経**をつくり、この神経が視覚情報を大脳に伝える。

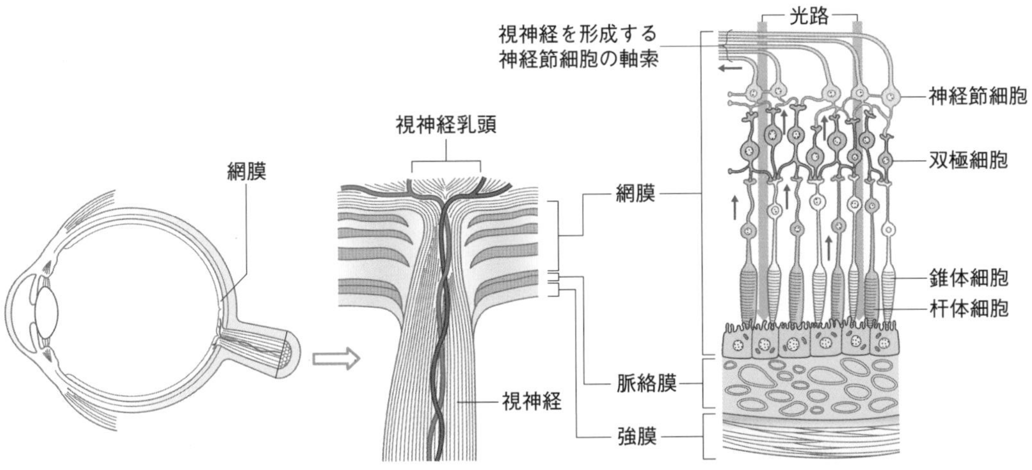


**図 11-4 網膜での情報伝達**

## 問題 5 眼球の線維膜と血管膜

次の文章の空欄に、適切な語句を語句群から選び、記入しなさい。
[語句群（複数回の使用可）] メラニン 網膜 角膜 強膜 瞳孔 痛 触 脈絡膜 毛様体 ブドウ膜 色素 動眼 交感 副交感 散瞳 縮瞳 虹彩 シュレム管 結膜

● 線維膜は外膜ともよばれ、次の２つに分けられる。ともに眼球の形状を維持するための強靱な構造である。

● ①________ ：線維膜のうち後部の５/６を占める強靱な結合組織からなり、血管や神経の乏しい、いわゆる「しろめ」にあたる部分である。眼球の形状を保持する働きをすると同時に、眼球の運動にかかわる骨格筋性の眼筋を付着させる。

● ②________ ：線維膜のうち前方の１/６を占める。透明であるため虹彩や③________が透けてみえる。数多くの知覚性神経の自由神経終末が分布しているので、④________**覚**には敏感である。目に小さな異物が入っても非常に痛く感じられるのはこのためである。

● 角膜は、その辺縁部で眼瞼の裏側にある⑤________と強膜とに移行する。この移行部には輪状に走行する**強膜静脈洞**（⑥________）があり、眼防水の取り入れ口となる。

● 血管膜は中膜または⑦________ともよばれる。血管膜は眼球の後部から順に、脈絡膜、毛様体および虹彩から構成される。

● ⑧________ ：強膜の内側にあり、一種の結合組織層で、豊富な血管分布と多量のメラニン色素を備えた細胞を散在させるので、黒褐色を呈する。この膜の毛細血管網は⑨________に栄養を運び、⑩________**細胞**は光を吸収して、光の散乱を防ぐ働きをする。

●⑪＿＿＿＿＿：脈絡膜の前方に連なり、平滑筋からなる⑫＿＿＿＿＿**筋**と血管を含む。⑫**筋**が収縮すると、⑪の内面と水晶体をつなぐ毛様体小帯（チン小帯）が緩んで水晶体が厚くなる。このように、⑫**筋**はレンズの役割をする水晶体の屈折率を変化させ、視覚器の遠近調節をする。⑫**筋**をなす平滑筋は、第3脳神経である⑬＿＿＿＿＿**神経**に含まれる副交感神経の支配を受ける。

●⑭＿＿＿＿＿：毛様体の前方につらなる部分で、水晶体の前面にある。その中央に⑮＿＿＿＿＿という円形の孔をつくる。

●瞳孔縁の付近には、同心円状に走行する瞳孔括約筋とよばれる平滑筋がある。この筋の収縮によって瞳孔の収縮が起きる（⑯＿＿＿＿＿とよぶ）。虹彩のなかを放射状に走る平滑筋性の瞳孔散大筋が収縮すると瞳孔の拡大が起きる（⑰＿＿＿＿＿とよぶ）。瞳孔括約筋は⑱＿＿＿＿＿**神経**の、瞳孔散大筋は⑲＿＿＿＿＿**神経**の支配を受け、進入する光の強さに応じて、瞳孔が伸縮を起こし、光の量を調節する。

●虹彩には⑳＿＿＿＿＿**顆粒**をもった細胞があり、その量が多ければ目の色は黒目がちで、色素の量によって灰色、緑色、さらに少ない場合が青色になる。

## 問題6 外耳と中耳

**次の文章の空欄に、適切な語句を語句群から選び、記入しなさい。**
**［語句群（複数回の使用可）］ 耳垂　耳管　耳介　アポクリン　軟骨性　骨性　耳小骨　ツチ　キヌタ　アブミ　鼓膜　鼓室**

### ▶外耳

●外耳とは耳介から鼓膜のある部位までを指す。

●①＿＿＿＿＿とは、体表に表れた、いわゆる「耳」のことで、弾性軟骨を芯にして薄い皮膚におおわれた管状の部分である。一般に皮下組織に含まれる脂肪が少なく、表面積が広くて温熱を放散しやすいので、凍傷を起こしやすい。②＿＿＿＿＿とよばれる耳介の下部は結合組織と脂肪を含み、神経の分布が少ないため、ほとんど痛みを伴わずに採血が可能である。また、耳介は、集音装置としても役立っている。

●ゆるくS字状に曲がる外耳道は、伝音および共鳴装置の働きをし、成人では2.5cmほどの長さで、6mmほどの直径をもつ。

●外耳道の皮膚には耳毛が生えており、脂腺のほか耳道腺とよばれる③＿＿＿＿＿**汗腺**を備える。脂腺と耳道腺の分泌物が耳垢となる。

●外耳道の外側1/3は④＿＿＿＿＿**外耳道**、内側2/3は⑤＿＿＿＿＿**外耳道**とよばれる。後者の皮膚は薄く、骨膜に接しているので、痛みに敏感である。

### ▶中耳

- ⑥__________：外耳道との境界をなし、卵円形で漏斗状の薄い線維性膜からなる。外耳道側は皮膚に、鼓室側は粘膜におおわれ、知覚神経に富む。外耳道に対して約45度傾斜しているので、強い音の振動でも破損しにくい。
- ⑦__________：鼓膜と内耳の間に位置し、側頭骨の錐体のなかにある空所である。
- ⑦にはツチ骨、キヌタ骨、アブミ骨、とよばれる3つの⑧__________が、それぞれ関節をつくり連結している。⑨__________**骨**は鼓膜に、⑩__________**骨**は前庭窓を介して内耳に接して音波の骨伝導を行う。
- 耳小骨には耳小骨筋が付着しており、強い振動に対し反射的に収縮して鼓膜と耳小骨の振動を抑制するので、内耳に必要以上の強い刺激が伝わるのを防ぐ。
- ⑪__________：鼓室と咽頭腔をつなぐ管で、通常は閉じているが、唾や食物を飲み込んだり、あくびをしたりすることで管が開く。鼓室内圧と大気圧を等しくすることによって、音の聞こえかたを正常に保つのに役立つ。

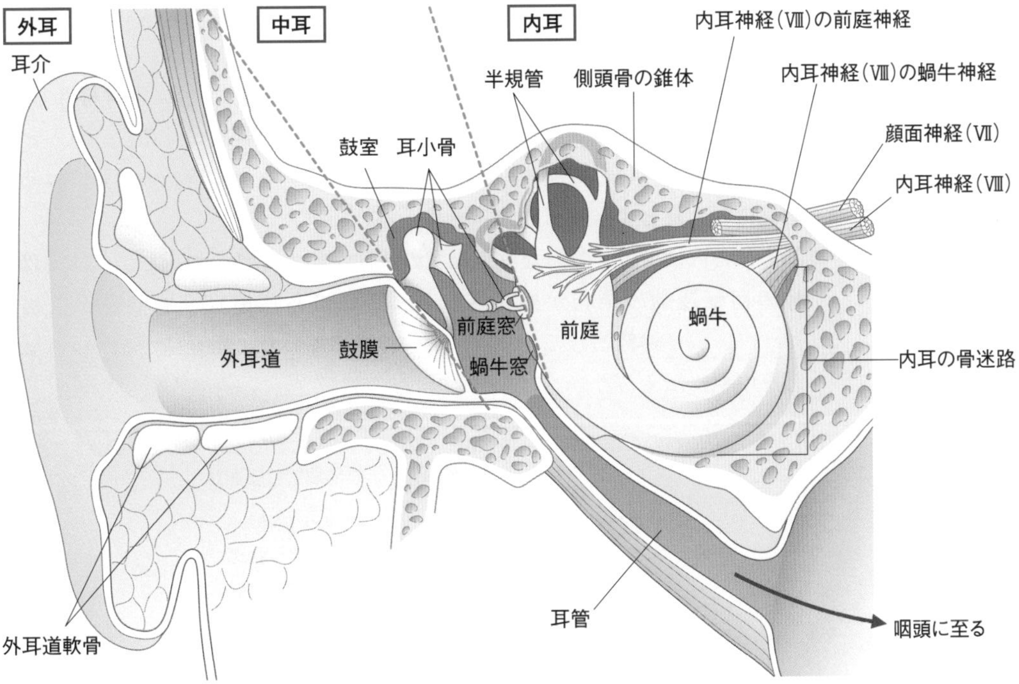


**図 11-5　耳の構造**

## 問題7 内耳

次の文章の空欄に、適切な語句を語句群から選び、記入しなさい。
［語句群（複数回の使用可）］　コルチ器　卵形　球形　前庭　内耳　平衡斑　骨　膜　蝸牛

- 前庭は蝸牛と骨半規管の間に位置し、膜迷路のなかに半規管と連結している①＿＿＿＿＿**嚢**と、蝸牛管と連結している②＿＿＿＿＿**嚢**とがある。
- 両嚢とも内壁の一部が肥厚して③＿＿＿＿＿を形成し、ここに分布する有毛細胞が身体の平衡に関する情報を感受し、この細胞の軸索突起が④＿＿＿＿＿**神経**をつくる。
- 蝸牛とは、すなわちカタツムリの形をした2回転半のらせん状の管構造である。
- 蝸牛は中央にある⑤＿＿＿＿＿**迷路**の蝸牛管と、上段の前庭階と下段の鼓室階からなる。⑤**迷路**の内部には内リンパ液が満たされている。
- 前庭階と鼓室階はともに⑥＿＿＿＿＿**迷路**を構成し、外リンパ液で満たされる。
- 蝸牛管の床の部分には、⑦＿＿＿＿＿（らせん器）とよばれる、音を感受する装置がある。
- ⑦にある有毛細胞から起こる知覚神経線維束は、⑧＿＿＿＿＿**神経**として、④**神経**と合流して第8脳神経である⑨＿＿＿＿＿**神経**をつくる。
- 半規管は、お互いに直交する3つの面上でアーチを描く管状の構造で、それぞれに膨大部とよばれる膨らみをつくる。
- 膨大部の内面では、特殊な感覚細胞の集団が膨大部稜を形成し、ここでは身体の回転運動の情報が感受される。ここにある感覚細胞の軸索突起が⑩＿＿＿＿＿**神経**として⑪＿＿＿＿＿**神経**に加わり、回転にかかわる神経情報を中枢に伝える。

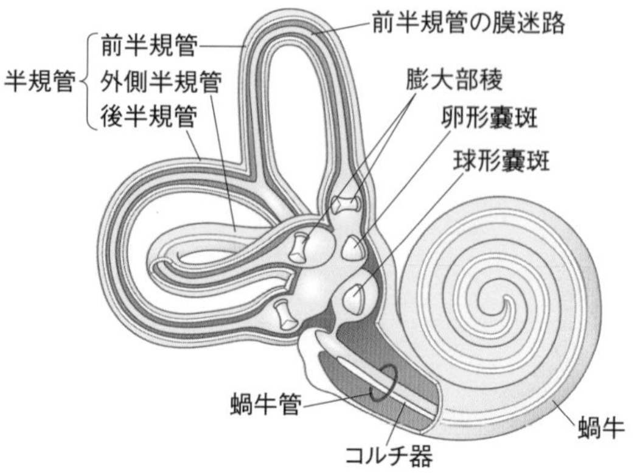


**図11-6　骨迷路と膜迷路**

## 問題8 味覚器

次の文章の空欄に、適切な語句を語句群から選び、記入しなさい。
[語句群] 糸状 葉状 茸状 有郭 味蕾 三叉 迷走 舌咽 顔面 味

- 味覚器として機能するのは、舌の粘膜に分布する①＿＿＿＿＿である。①は重層扁平上皮からなる舌の②＿＿＿＿＿**乳頭**と③＿＿＿＿＿**乳頭**の側面のなかに分布する。
- 1つの①に20～30個の④＿＿＿＿＿**細胞**が分布している。口腔内で唾液に溶けた化学物質が、①の表面にある味孔とよばれる小さな孔を通って④**細胞**を刺激する。
- 乳幼児では①は舌乳頭のほかに口蓋、咽頭、喉頭蓋の粘膜にも分布しているが、年齢とともに減少し、40歳を過ぎると著しく退化し、感受性も低下するといわれる。
- 味覚を伝える神経は舌の前2/3では⑤＿＿＿＿＿**神経**が、舌の後方1/3は⑥＿＿＿＿＿**神経**がかかわる。
- ⑤**神経**の分枝である鼓索神経や⑥**神経**によって伝えられる味覚の情報は、脳幹部にあるそれぞれの味覚神経核に伝えられる。さらに脳幹部から視床を経て大脳皮質の味覚野に伝えられ味覚を感受する。
- 舌の粘膜は味覚のほかに、痛みを感受する神経の支配も受けている。⑦＿＿＿＿＿**神経**からの枝である舌神経は、口腔底や舌の粘膜に分布して、痛みを感受する。⑥**神経**は舌の後方1/3の味覚と同様に、痛みにも感受する。
- ⑧＿＿＿＿＿**神経**に含まれる知覚神経は、舌根や喉頭、喉頭蓋の粘膜に分布している。

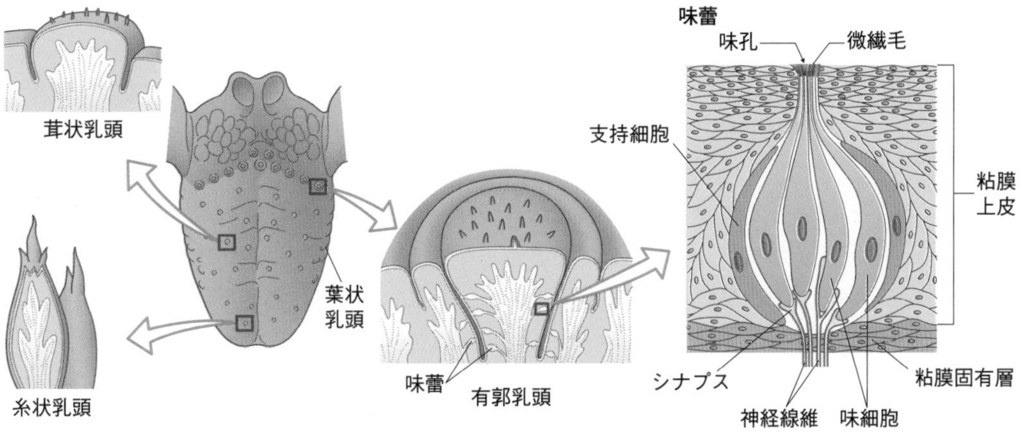


**図11-7 味覚器**

## 問題9 皮膚

**次の文章の空欄に、適切な語句を語句群から選び、記入しなさい。**
**[語句群]　ランゲルハンス　メルケル　メラニン　基底　角質　疎性　緻密性**

- 表皮は重層扁平上皮からなり、基底部から表層に向かって①＿＿＿＿＿**層**、有棘層、淡明層、②＿＿＿＿＿**層**が区別される。
- 表皮の厚さは身体の部位によって異なり、とくに薄い部位では層構造の区別が明瞭でない。
- 表皮の細胞は基底層から表層に向かってしだいに成熟して角質化し、最表層は死滅した緻密な扁平細胞からなっている。
- 皮膚の色素沈着にかかわる③＿＿＿＿＿**産生細胞**の数は少ない。
- 表皮は完全に血管を欠くので、表皮の細胞は真皮に分布する毛細血管によって養われる。
- 表皮には、このほかに④＿＿＿＿＿**細胞**（樹状細胞）や⑤＿＿＿＿＿**細胞**がみられる。
- ④**細胞**は、①に浸入した微生物に対する免疫反応を担う。通常、有棘層に存在しているが、活性化すると角質層直下まで樹状細胞を伸ばして外界からの病原因子をとらえる。
- ⑤**細胞**は、やさしくゆっくりと押される刺激を受容し、求心性神経につたえる。
- 身体の部位によって真皮の厚さが異なる。眼瞼や陰嚢ではとくに薄く、手掌や足底の真皮は厚い。
- 結合組織からなる真皮は、膠原線維や弾性線維を主成分としており、引っ張りに強く弾力性に富む。このため、真皮をつくる結合組織は⑥＿＿＿＿＿**結合組織**とよばれる。
- 表皮に向かって突出する真皮乳頭は、毛細血管や知覚神経終末を進入させている。
- 真皮の下には皮下組織がある。皮下組織に分布する膠原線維の量は、真皮と比較してはるかに少ないが、多量の脂肪細胞が集合して皮下脂肪層をつくる。
- 皮下の脂肪組織は体内における脂肪の貯蔵庫でもあり、体温の調節にも役立っている。さらに、さまざまなアディポカイン（脂肪組織由来生理活性タンパク質・ペプチド）を分泌して全身代謝などに影響を与える内分泌臓器である。
- 皮下組織における結合組織の分布が真皮にくらべて少ないため、⑦＿＿＿＿＿**結合組織**とよばれる。

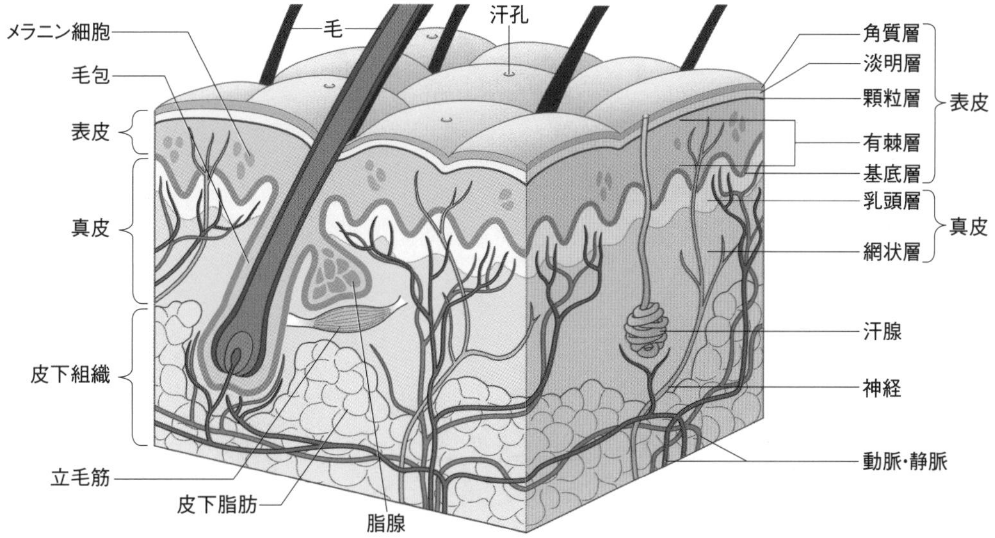


**図 11-8　皮膚の構造**

## 問題10 知覚神経終末の構造と機能

次の文章の空欄に、適切な語句を語句群から選び、記入しなさい。
［語句群］　マイスネル小体　パチニ小体　自由神経終末

- 皮膚で感じる感覚の質は身体の部位によって異なるように、知覚神経の分布密度も一様でなく、構造の違ういくつかの神経終末が異なる感覚に関連していると考えられている。
- ①＿＿＿＿＿＿＿＿：皮下組織と真皮に分布するが、一部の終末は表皮内に達し、温覚や痛覚に関連すると理解されている。①は毛包にも巻きついており、毛の振動の知覚に関与している。
- ②＿＿＿＿＿＿＿＿：真皮乳頭内に終末を分布させ、触覚にかかわる。
- ③＿＿＿＿＿＿＿（ファーター・③）：真皮の深層や皮下組織層にみられて圧覚にかかわり、とくに手掌や足底に多数分布する。
- 皮膚組織のなかにはこれらの知覚神経のほかに、血管壁や立毛筋、汗腺の腺細胞を調節する自律神経が分布している。

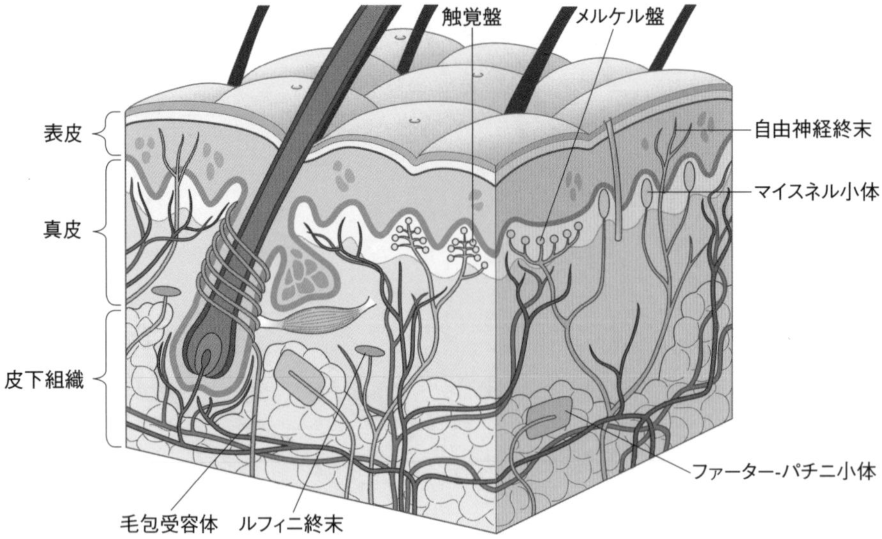


**図 11-9　皮膚の感覚受容器**

## 問題11　皮膚の付属器官(皮膚腺)

> **次の文章の空欄に、適切な語句を語句群から選び、記入しなさい。**
> **[語句群]　気化熱　アポクリン　エクリン　オキシトシン　独立　皮膚腺**
> **乳輪腺　独立脂腺**

- 汗腺はらせん状の長い管状の腺で、口唇、陰茎亀頭および陰核を除くすべての皮膚に分布する
- 汗腺の主な機能は、汗が蒸発するときに皮膚から①＿＿＿＿＿＿を奪って、体温を冷却することである。
- 汗腺は手掌や足底に多く見られ、体温調節に関係する②＿＿＿＿＿＿**汗腺**と、腋窩や肛門周辺にある③＿＿＿＿＿＿**汗腺**の2種類に区別される。2つの汗腺の導管は構造的に類似する。
- ③**汗腺**の導管では毛包に開口する。体臭は③**汗腺**の分泌物による。外耳道の耳道腺も③**汗腺**の一種である。
- 脂腺から分泌される脂肪性の分泌物は、毛につやを与えるとともに皮膚を滑らかにする働きがある。脂腺には毛をもつものと、もたないものがあり、毛のない陰茎亀頭、小陰唇、陰核、乳頭の脂腺は④＿＿＿＿＿＿とよばれる。
- 乳腺は思春期以降の女性で乳房を形づくる、大きく発達した⑤＿＿＿＿＿＿である。
- 乳腺は多量の脂肪と少量のタンパク質を分泌するが、分泌の様式や構造は③**汗腺**に類似する。
- 乳腺の分泌部は平滑筋によってかご状に取り囲まれ、乳児が乳頭を吸うとそ

の刺激で下垂体後葉から⑥＿＿＿＿＿＿が分泌され、このホルモンの刺激により平滑筋が刺激され乳汁が分泌される。

- 乳頭の周辺にある円板状の部位を**乳輪**とよぶ。ここの皮膚にはメラニン色素が多く暗調を呈する。乳輪には特殊な⑦＿＿＿＿＿とよばれる③**汗腺**がある。
- 乳房は、発達した乳腺とその隙間を埋める多量の脂肪組織からなる膨らみである。
- 乳腺が皮膚の付属器官である証拠に、正常な乳房は下層にある大胸筋や、その筋膜から容易に動かすことができる。

---

## 問題12 毛と爪

> **次の文章の空欄に、適切な語句を語句群から選び、記入しなさい。**
> **［語句群］　立毛　毛根　毛幹　毛包　爪根　爪床　爪体**

- 毛は手掌、足底、口唇、包皮、陰茎亀頭、陰核、小陰唇および大陰唇の内面をのぞき、ほとんど全身の皮膚にみられる。毛の長さと太さは、身体の部位や人種によっても異なる。
- １本の毛は皮膚に埋まった①＿＿＿＿＿と、体表の表面からさまざまな長さで伸び出た②＿＿＿＿＿からなる。
- ①の下端部は膨らんで毛球をつくり、その深側から真皮が円錐状に進入して**毛乳頭**をつくる。毛乳頭は血管を含み毛球の細胞に栄養を与える。
- 個々の①は、③＿＿＿＿＿とよばれる上皮性細胞が管状に陥入してできた鞘に包まれる。
- 深部毛包の壁と真皮浅層とを結びつけている平滑筋を④＿＿＿＿**筋**とよび、交感神経の支配を受ける。収縮すると毛を直立させるとともに、脂腺を圧迫して分泌物の放出を促す。
- 爪は、手足の指の先端部背側面をおおう硬くて弾性のあるケラチン構造物である。
- 皮膚からつくられた角化した板状構造を⑤＿＿＿＿＿とよび、その基部を⑥＿＿＿＿＿とよぶ。
- 爪の周囲にある皮膚の部分は、ひだ状の高まりをなし、⑤におおわれる指の背側面を⑦＿＿＿＿＿とよぶ。
- ⑤の大部分は明るく透明である。つめのピンクの色調は下層にある毛細血管床の色が透けてみえているからである。

# Chapter 11 感覚器系　○× 確認問題

「感覚器系」に関する記述である。正しいものには○を、誤っているものには×を記入しなさい。

(　　) ①五感のうち、嗅覚、視覚、聴覚、触覚、味覚は特殊知覚である。
(　　) ②涙は涙嚢、鼻涙管を経て、上鼻道に運ばれる。
(　　) ③眼筋のなかで、上直筋、下直筋、内側直筋、外側直筋の4つが動眼神経の支配を受ける。
(　　) ④網膜には光の強弱を感受する錐状体細胞と、色彩を認識する働きをもつ杆状体細胞がある。
(　　) ⑤視細胞にあるロドプシンが不足すると、夜盲症となる。
(　　) ⑥視神経円板（視神経乳頭）は、網膜の中心窩のやや内側にある。
(　　) ⑦眼球の線維膜のうち前方の1/6を角膜、後方5/6を強膜という。
(　　) ⑧眼房水の吸収口であるシュレム管が詰まり、眼球内圧が高くなり、視神経を圧迫すると白内障が起こる。
(　　) ⑨脈絡膜の前方にある毛様体筋は、視覚器の遠近調節にかかわる。
(　　) ⑩眼球血管膜は眼球中膜（ブドウ膜）ともよばれ、脈絡膜、毛様体、虹彩から構成される。
(　　) ⑪瞳孔括約筋は交感神経の支配を受け、瞳孔散大筋は副交感神経の支配を受ける。
(　　) ⑫瞳孔括約筋が収縮すると瞳孔は収縮し（縮瞳）、瞳孔散大筋が収縮すると瞳孔は拡大する（散瞳）。
(　　) ⑬内耳には、ツチ骨、キヌタ骨、アブミ骨とよばれる3つの耳小骨がある。
(　　) ⑭前庭は蝸牛と骨半規管の間に位置し、膜迷路のなかに卵形嚢と球形嚢がある。
(　　) ⑮前庭神経と蝸牛神経が合流して、内耳神経をつくる。
(　　) ⑯味蕾は、葉状乳頭と糸状乳頭のなかに分布する。
(　　) ⑰味覚を伝える神経は舌の前2/3では舌下神経が、舌の後方1/3は舌咽神経がかかわる。
(　　) ⑱皮膚は、表皮、真皮、皮下組織の3層に分けられる。
(　　) ⑲マイスネル小体は触覚、パチニ小体は圧覚、自由神経週末は温覚や痛覚に関与する。
(　　) ⑳主に体温調節に関係するのは、アポクリン汗腺である。

## 参考文献


1）吉川文雄：人体系統解剖学、南山堂、1984

2）藤田恒夫：入門人体解剖学、改訂第５版、南江堂、2012

3）藤田恒太郎：人体解剖学、改訂第42版、南江堂、2003

4）越智淳三：解剖学アトラス、第３版、文光堂、1992

5）伊藤隆：ナースのための解剖学、南山堂、1992

6）A.シェフラー、S.シュミット著、三木明徳、井上貴央監訳：からだの構造と機能、西村書店、1999

7）窪田金次郎、G.H.シューマッハー：図説体表解剖学、朝倉書店、1992

8）竹内修二：クイックマスター解剖生理学、医学芸術社、2003

9）川原礼子、渡辺皓：図解人体構造学、看護の科学社、1997

10）牛木辰男：入門組織学、南江堂、2002

11）養老孟司：新版看護学全書１ 人体の構造と機能、解剖学、メヂカルフレンド社、1999

12）F.H.マティーニ他著、井上貴央監訳：カラー人体解剖学―構造と機能：ミクロからマクロまで、西村書店、2003

13）境章：新訂 目でみるからだのメカニズム、医学書院、2000

# さくいん

## ■は



## ■ひ



## ■ふ



## ■へ



## ■ほ



## ■ま



## ■み

ワンポイント問題集

# 解剖学


編著者　渡辺《わたなべ》　皓《ひろし》

発行人　中村雅彦

発行所　株式会社サイオ出版

〒101-0054

東京都千代田区神田錦町 3-6　錦町スクウェアビル７階

TEL 03-3518-9434　FAX 03-3518-9435

カバーデザイン　Anjelico

DTP　株式会社メデューム

本文イラスト　株式会社日本グラフィックス

印刷・製本　株式会社朝陽会

2021 年 1 月 10 日　第 1 版第 1 刷発行

ISBN 978-4-907176-95-2





●ショメイ：ワンポイントモンダイシュウカイボウガク

乱丁本、落丁本はお取り替えします。

ワンポイント
# 問題集

# 解剖学〈別冊〉

## 解答・解説

サイオ出版

chapter 1

## 細胞、組織と器官 ▶p.8～14

**問題 1　細胞の構造**

①細胞膜　②受容体　③染色体　④ミトコンドリア
⑤ゴルジ装置　⑥小胞体　⑦リソソーム

**問題 2　上皮組織と支持組織**

①扁平　②立方　③円柱［①～③順不同］　④単層
⑤多列［④⑤順不同］　⑥重層　⑦移行　⑧重層扁平
⑨粘膜　⑩線毛　⑪膠原　⑫骨芽　⑬破骨　⑭骨基質
⑮緻密性　⑯疎性

**問題 3　筋組織**

①骨格　②平滑　③心　④横紋　⑤随意　⑥不随意
⑦筋線維　⑧筋周膜　⑨筋上膜　⑩筋膜　⑪腱　⑫核
⑬自律　⑭横紋　⑮介在板　⑯刺激伝導系

**問題 4　神経組織**

①グリア　②樹状　③シナプス　④軸索　⑤髄鞘
⑥有髄　⑦無髄　⑧シナプス小胞　⑨化学伝達物質
⑩星状　⑪希突起［⑩⑪順不同］　⑫シュワン

**問題 5　器官**

①中空性　②実質性　③実質　④間質

**〇×確認問題**

**解答：**

①×　②〇　③〇　④〇　⑤×　⑥×　⑦〇
⑧×　⑨〇　⑩×　⑪〇　⑫×　⑬×　⑭〇　⑮×

**解説：**

①細胞内でエネルギーを産生するのは、ゴルジ装置である。
⑤尿管や膀胱の粘膜上皮は、移行上皮からなる。
⑥消化管の上皮組織は、粘膜上皮である。
⑧消化管など内臓の壁を形成する平滑筋は、自律神経に支配される不随意筋である。
⑩骨格筋は、体性（運動）神経によって支配されている。
⑫脳と脊髄を中枢神経とよび、脳神経と脊髄神経を末梢神経という。
⑬神経膠細胞はグリア細胞とよばれる。
⑮中空性器官の壁は、粘膜、筋層、漿膜の 3 層からなる。

chapter 2

## 骨格系 ▶p.15～29

**問題 1　骨格の役割**

①206　②長管　③骨端　④骨幹　⑤扁平　⑥含気
⑦骨髄　⑧血球　⑨緻密質

**問題 2　骨組織**

①骨　②骨基質　③骨芽　④破骨　⑤骨質　⑥赤色
⑦黄色　⑧骨単位　⑨ハバース　⑩フォルクマン

⑪骨小腔

**問題 3　骨の発生**
①骨芽　②膜性　③置換

**問題 4　骨の成長**
①関節　②骨端　③骨端線　④骨膜　⑤骨質

**問題 5　骨の血管と神経**
①フォルクマン　②緻密　③ハバース　④骨　⑤栄養孔
⑥骨膜

**問題 6　軟骨組織**
①硝子　②線維　③弾性

**問題 7　関節と靭帯**
①関節包　②滑膜　③靭帯

**問題 8　頭部の骨**
①縫合　②泉門　③上眼窩裂　④正円　⑤卵円［④⑤順不同］　⑥頸静脈　⑦大後頭　⑧鼻　⑨鼻腔　⑩眼窩
⑪上顎　⑫頬骨弓　⑬乳様　⑭下顎　⑮歯槽

**問題 9　脊柱**
①７　②12　③５　④５　⑤環　⑥軸　⑦環軸
⑧横突孔　⑨隆　⑩肋　⑪仙　⑫褥瘡　⑬岬角　⑭寛

**問題10　椎体の連結**
①椎間円板　②髄核　③線維輪　④脊柱管　⑤椎間孔

**問題11　胸郭と肋骨**
①胸椎　②肋　③胸　④胸郭上口　⑤胸郭下口
⑥横隔膜　⑦肋軟　⑧肋間隙　⑨胸骨柄　⑩剣状突起
［⑨⑩順不同］　⑪胸骨角

**問題12　上肢帯の骨**
①胸鎖　②肩峰　③肩鎖　④肩　⑤肩甲棘　⑥烏口突起
⑦上腕　⑧球

**問題13　上肢の骨**
①肩　②解剖頸　③外科頸　④肘頭窩　⑤橈　⑥尺
⑦肘　⑧肘頭　⑨腕尺　⑩腕橈　⑪屈伸　⑫橈骨手根
⑬舟状　⑭有鈎　⑮中手　⑯基節

**問題14　下肢帯の骨**
①寛　②骨盤　③寛骨臼　④股　⑤球　⑥腸　⑦仙腸
⑧腸骨稜　⑨上前腸骨棘　⑩坐　⑪坐骨結節　⑫恥
⑬恥骨結合

**問題15　骨盤をつくる骨**
①寛　②仙［①②順不同］　③岬角　④分界線
⑤大骨盤　⑥小骨盤　⑦大きい　⑧60度　⑨90度

**問題16　下肢の骨**
①大転子　②小転子　③脛　④膝　⑤腓　⑥距　⑦膝蓋
⑧靭帯　⑨十字靭帯　⑩関節半月　⑪距　⑫アキレス腱
⑬踵　⑭ショパール　⑮リスフラン

**○×確認問題**
**解答：**
①○　②○　③×　④○　⑤○　⑥×　⑦×　⑧○
⑨○　⑩×　⑪×　⑫×　⑬×　⑭×　⑮○　⑯○
⑰×　⑱×　⑲×　⑳○　㉑×　㉒×　㉓○
**解説：**
③長管骨の骨髄は、成人になるとしだいに黄色骨髄になる。
⑥関節包の内腔は滑膜でおおわれる。
⑦関節包の外側は丈夫な結合組織である靭帯で補強されている。
⑩頸椎は 7 個で、腰椎は 5 個である。
⑪第 1 頸椎は環椎とよばれ、頭蓋を前後に傾ける運度にかかわる。
⑫肋骨は12対24個である。
⑬第 1 ～ 7 肋骨は肋軟骨と結合し、それぞれの肋軟骨が胸骨と直接連結する。
⑭胸骨は、胸骨柄と胸骨体と剣状突起の 3 つに区分される。
⑰肘関節の運動は、蝶番関節としての屈伸運動である。
⑱手根骨は片側 8 個（舟状骨、月状骨、三角骨、豆状骨、大菱形骨、小菱形骨、有頭骨、有鈎骨）ある。
⑲寛骨は、腸骨と恥骨、坐骨の 3 つの骨からなる。
㉑膝関節を形成する骨は、大腿骨と脛骨と膝蓋骨である。
㉒下腿の内側（母指側）にある太い骨は脛骨であり、膝関節を形成するのはこの脛骨である。

## chapter 3
## 筋系 ▶p.30～43

**問題 1　骨格筋**
①筋腹　②腱　③横紋　④滑液　⑤腱鞘　⑥起始
⑦停止　⑧赤　⑨白　⑩遅筋　⑪速筋

**問題 2　頭部の筋**
①表情　②咀嚼　③前頭　④眼輪　⑤口輪　⑥頬
⑦広頸　⑧顔面　⑨側頭　⑩咬　⑪三叉　⑫下顎

**問題 3　頸部の筋**
①胸鎖乳突　②舌骨　③斜角

**問題 4　横隔膜**
①呼吸　②吸気　③腹式　④腱中心　⑤大静脈
⑥食道裂　⑦大動脈裂　⑧横隔

**問題 5　胸部の筋**
①大胸　②小胸　③上腕　④前鋸　⑤肩甲　⑥肋間
⑦外肋間　⑧内肋間　⑨吸気　⑩呼気　⑪胸式

**問題 6　腹部の筋**
①腹直　②白線　③腱画　④腹直筋鞘　⑤外腹斜
⑥内腹斜　⑦腹横

**問題 7　鼡径靱帯と鼡径管**
①外腹斜　②鼡径靱帯　③鼡径管　④精索　⑤子宮円索

**問題 8　背部の筋**
①脊柱　②僧帽　③鎖　④回旋　⑤副　⑥広背　⑦上腕
⑧胸腰筋膜　⑨菱形　⑩上後鋸［⑨⑩順不同］
⑪下後鋸　⑫固有背　⑬屈伸　⑭脊柱起立　⑮腸肋
⑯最長　⑰棘［⑮～⑰順不同］

**問題 9　上肢の筋**
①肩　②上腕　③棘上　④大円　⑤脱臼　⑥上腕二頭
⑦橈　⑧曲げる　⑨上腕三頭　⑩尺　⑪伸ばす　⑫橈骨
⑬屈曲　⑭伸展　⑮腱鞘　⑯回内　⑰回外

**問題10　手根部の筋と筋膜**
①伸筋支帯　②屈筋支帯　③屈筋

**問題11　下肢の筋**
①大腿　②腸腰　③小転子　④屈曲　⑤大殿　⑥中殿
⑦小殿［⑥⑦順不同］　⑧大転子　⑨大腿四頭
⑩膝蓋靱帯　⑪伸ばす　⑫大腿　⑬縫工　⑭屈曲
⑮恥　⑯閉鎖　⑰大腿二頭　⑱曲げる　⑲膝窩　⑳坐骨
㉑下腿三頭　㉒腓腹　㉓ヒラメ　㉔アキレス腱

**○×確認問題**
**解答：**
①○　②×　③×　④○　⑤○　⑥×　⑦×　⑧○
⑨○　⑩○　⑪○　⑫×　⑬×　⑭×　⑮○　⑯○
⑰○　⑱×　⑲○　⑳×　㉑×　㉒○　㉓○　㉔○
㉕○
**解説：**
②靱帯ではなく、丈夫な腱となって骨に結合している。
③筋線維にミオグロビンを多く含むのは赤筋である。
⑥咀嚼筋は、三叉神経の枝である下顎神経の支配を受ける。
⑦横隔膜による呼吸は腹式呼吸とよばれる。
⑫上腕三頭筋は、肘を伸ばす働きをする筋である。
⑬上腕二頭筋は、肘を曲げる際に収縮して力こぶをつくる筋である。
⑭上腕を水平に上げる働きをする。
⑱腸骨と仙骨の外側が起始となり、大腿骨の上部に停止する。
⑳大腿四頭筋は、膝を伸展する働きがある。
㉑股関節と膝関節が屈曲する。

## chapter 4

## 循環器系　▶p.44～61

**問題 1　血管の構造**
①内皮　②平滑　③弾性　④平滑　⑤弾性　⑥吻合

**問題 2　心臓**
①縦隔　②横隔膜　③心尖　④心膜腔　⑤漿　⑥心外
⑦内皮　⑧心筋　⑨左心室　⑩卵円窩　⑪卵円孔
⑫右心房　⑬右心室　⑭左心房　⑮左心室　⑯肺循環
⑰体循環　⑱房室　⑲三尖　⑳二尖　㉑僧帽［⑳㉑順不同］　㉒腱索　㉓乳頭筋　㉔半月

**問題 3　刺激伝導系**
①洞房　②交感　③副交感　④房室　⑤ヒス束
⑥プルキンエ線維

**問題 4　心臓自身を養う血管（心臓の栄養血管）**
①冠状動脈　②冠状静脈洞　③右心房　④心筋梗塞

**問題 5　大動脈**
①冠状　②腕頭　③左総頸　④左鎖骨下［③④順不同］
⑤右総頸　⑥右鎖骨下［⑤⑥順不同］　⑦外頸　⑧内頸
［⑦⑧順不同］　⑨顔面　⑩頸動脈管　⑪椎骨　⑫脳底
⑬交通［⑫⑬順不同］　⑭大脳動脈輪　⑮前　⑯後
⑰動脈瘤

**問題 6　鎖骨下動脈とその枝**
①腋窩　②上腕　③橈骨　④尺骨

**問題 7　下行大動脈とその枝**
①横隔膜　②胸大　③総腸骨　④腹大　⑤腹腔
⑥上腸間膜　⑦下腸間膜　⑧腎　⑨総腸骨　⑩内腸骨
⑪外腸骨　⑫内陰部

**問題 8　下肢を養う動脈**
①鼡径靱帯　②大腿　③膝窩　④脛骨　⑤後脛骨
⑥腓骨　⑦前脛骨　⑧足背　⑨足底動脈弓

**問題 9　静脈系**
①上大　②下大　③冠状静脈洞　④皮　⑤深
⑥硬膜静脈洞

**問題10　上大静脈に合流する静脈**
①腕頭　②右心房　③内頸　④鎖骨下［③④順不同］
⑤外頸　⑥橈骨　⑦尺骨［⑥⑦順不同］　⑧上腕
⑨腋窩　⑩鎖骨下　⑪中心静脈栄養　⑫奇　⑬半奇

**問題11　下大静脈に合流する静脈**
①総腸骨　②内腸骨　③外腸骨　④大腿　⑤大伏在

⑥小伏在［⑤⑥順不同］ ⑦膝窩

**問題12 門脈系**
①門脈 ②下大 ③洞様 ④肝 ⑤側副
⑥メドゥーサの頭

**問題13 胎児の循環系**
①臍静脈 ②静脈管 ③臍動脈 ④動脈管 ⑤肝円索
⑥卵円窩

**問題14 リンパ系**
①リンパ本幹 ②静脈角 ③リンパ節 ④中心乳糜腔
⑤胸管 ⑥左

**問題15 リンパ器官**
①思春 ②T ③脾髄 ④赤脾髄 ⑤白脾髄 ⑥赤血球
⑦マクロファージ ⑧ヘモグロビン ⑨門脈 ⑩B

**問題16 血液**
①血球 ②血漿 ③血清 ④500 ⑤450 ⑥120
⑦脾臓 ⑧ヘモグロビン ⑨6000～9000 ⑩好中
⑪好酸 ⑫好塩基 ⑬B ⑭T ⑮T ⑯形質
⑰体液性 ⑱細胞性 ⑲ヘルパーT ⑳キラーT
㉑制御性T ㉒マクロファージ ㉓凝固 ㉔収縮 ㉕血栓

**○×確認問題**
**解答：**
①○ ②○ ③× ④× ⑤× ⑥× ⑦○ ⑧○
⑨× ⑩○ ⑪○ ⑫○ ⑬○ ⑭× ⑮○ ⑯×
⑰○ ⑱○ ⑲○ ⑳× ㉑× ㉒× ㉓○ ㉔○
㉕×
**解説：**
③右心房と右心室との間にあるのは、三尖弁である。
④肺動脈に送り出されるのは、静脈血である。
⑤洞房結節は右心房にある。
⑥洞房結節からの興奮は、房室結節を経てヒス束に伝わり、左脚・右脚を通ってプルキンエ線維に向かう。
⑨心筋が壊死に陥ると心筋梗塞が起こる。
⑭外頸動脈ではなく、内頸動脈と椎骨動脈が合流して脳底動脈となる。
⑯脈拍測定に使用されるのは、主に橈骨動脈である。
⑳門脈によって肝臓に運ばれる。肝静脈と肝臓内の静脈で、ここを経由して下大静脈に注ぐ。
㉑胎盤からの動脈血は臍静脈を通って、胎児に戻る。
㉒左静脈角で静脈と合流する。右静脈角で合流するのは右リンパ本幹である。
㉕白血球のなかでは好中球が最も多く、約70%を占める。

chapter 5

## 呼吸器系 ▶p.62～68

**問題 1 鼻と鼻腔**
①咽頭 ②多列線毛 ③杯 ④鼻中隔 ⑤篩板 ⑥口蓋
⑦鼻甲介 ⑧キーゼルバッハ

**問題 2 咽頭と喉頭**
①喉頭 ②ワルダイエル ③咽頭 ④アデノイド肥大
⑤甲状 ⑥発声 ⑦喉頭蓋 ⑧声帯 ⑨迷走

**問題 3 気管・気管支**
①上気道 ②下気道 ③ 6 ④ 5 ⑤気管分岐部
⑥気管軟骨 ⑦平滑 ⑧多列線毛 ⑨杯 ⑩右気管支
⑪肺胞

**問題 4 肺**
①縦隔 ②肺門 ③ 3 ④ 2 ⑤10 ⑥ 8 ⑦胸膜
⑧臓側 ⑨壁側 ⑩胸膜腔 ⑪胸水 ⑫肺実質 ⑬間質
⑭単層扁平 ⑮サーファクタント ⑯吸 ⑰呼
⑱外呼吸 ⑲内呼吸

**○×確認問題**
**解答：**
①○ ②○ ③× ④× ⑤× ⑥○ ⑦× ⑧×
⑨○ ⑩○ ⑪× ⑫○ ⑬× ⑭○ ⑮○
**解説：**
③肺で空気と血液との間に行われるガス交換を外呼吸という。
④血液と個々の細胞の間で行われるガス交換を内呼吸という。
⑤副鼻腔には、前頭洞と上顎洞のほかに、篩骨洞、蝶形骨洞がある。
⑦咽頭扁桃はアデノイドといい、この扁桃が肥大するとアデノイド肥大とよばれる。
⑧喉頭の前面は、甲状軟骨がおおう。
⑪右気管支は、左気管支よりも太く、短い。誤嚥で気管に落ち込んだ異物は右気管支に入ることが多い。
⑬右肺は 3 葉、左肺は 2 葉である。

chapter 6

## 消化器系 ▶p.69～81

**問題 1 消化管の構成**
①粘膜 ②粘膜固有 ③粘膜下 ④副交感 ⑤輪走
⑥縦走 ⑦分節 ⑧蠕動 ⑨重層扁平 ⑩単層円柱

**問題 2 口腔**
①中切 ②犬 ③臼 ④乳 ⑤永久 ⑥智 ⑦歯髄腔
⑧象牙 ⑨エナメル ⑩セメント ⑪口蓋垂

⑫口蓋扁桃　⑬骨格　⑭味蕾　⑮有郭　⑯葉状［⑮⑯順不同］　⑰顔面　⑱舌咽　⑲舌下　⑳耳下　㉑顎下　㉒舌下［㉑㉒順不同］

**問題 3　咽頭**
① 6　②骨格　③咽頭扁桃　④アデノイド　⑤扁桃　⑥扁桃腺炎　⑦軟口蓋　⑧喉頭蓋

**問題 4　食道**
① 6　②蠕動　③10　④食道裂孔　⑤11　⑥重層扁平　⑦骨格　⑧平滑

**問題 5　胃**
①噴門　②胃底　③胃体　④幽門　⑤小弯　⑥大弯　⑦胃小窩　⑧単層円柱　⑨固有　⑩幽門　⑪噴門　⑫主　⑬壁　⑭副　⑮酸　⑯平滑　⑰外縦走　⑱内輪走　⑲内斜走　⑳幽門括約　㉑副交感　㉒交感　㉓迷走

**問題 6　小腸**
①十二指　②空　③回　④輪状ヒダ　⑤絨毛　⑥微絨毛　⑦杯　⑧中心乳糜　⑨タンパク　⑩脂　⑪肝臓　⑫左静脈角　⑬総胆　⑭膵　⑮ファーター　⑯オッディ　⑰トライツ　⑱腸間膜　⑲盲　⑳回盲弁

**問題 7　大腸**
①回　②盲　③虫垂　④結　⑤上行結　⑥横行結　⑦下行結　⑧S状結　⑨直　⑩肛門　⑪結腸膨起　⑫杯　⑬結腸ヒモ　⑭肛門管　⑮直腸静脈叢　⑯平滑　⑰内肛門括約　⑱骨格　⑲外肛門括約

**問題 8　肝臓**
①肝円索　②肝鎌状間膜　③肝小葉　④胆汁　⑤肝門　⑥固有肝動脈　⑦門脈　⑧肝管　⑨洞様毛細血管　⑩中心　⑪肝　⑫側副

**問題 9　胆嚢・膵臓**
①胆汁　②総肝　③胆嚢　④総胆　⑤胆石　⑥平滑　⑦脂肪　⑧コレシストキニン　⑨膵　⑩ランゲルハンス島　⑪グルカゴン　⑫インスリン　⑬肝臓　⑭ソマトスタチン

**問題10　体腔の構造**
①漿膜　②壁側　③臓側　④間膜　⑤腹膜腔　⑥腹水　⑦大網　⑧腹膜後　⑨直腸膀胱　⑩直腸子宮　⑪ダグラス［⑩⑪順不同］

**○×確認問題**
**解答：**
①×　②×　③×　④○　⑤○　⑥○　⑦×　⑧×　⑨○　⑩○　⑪×　⑫×　⑬○　⑭○　⑮×　⑯○　⑰×　⑱○　⑲○　⑳○　㉑×　㉒○　㉓×　㉔×　㉕○

**解説：**
①消化管は平滑筋の 2 層で、内側が輪走筋、外側が縦走筋である。
②舌の運動は、舌下神経が支配する。舌咽神経は味覚にかかわる。
③唾液腺には、耳下腺、顎下腺、舌下腺の 3 つがある。耳下腺が最も大きい。
⑦食道の粘膜は、重層扁平上皮におおわれ、機械的刺激に強い構造を備えている。
⑧胃の入口を噴門とよぶ。幽門は胃の出口である。
⑪塩酸を分泌するのは、壁細胞である。主細胞からはペプシノゲンが分泌される。
⑫胃壁の蠕動運動や胃腺からの分泌は、副交感神経により促進的に、交感神経により抑制的になる。
⑮毛細リンパ管は脂質の吸収にかかわる。毛細血管はタンパク質と糖の吸収にかかわる。
⑰総胆管は膵管と合流し、大十二指腸乳頭を形成して十二指腸に開口する。
㉑大腸粘膜から分泌される粘液は、消化酵素は含まない。
㉓肝臓で産生された胆汁は胆嚢で濃縮、貯蔵される。脂肪を多く含む食物が十二指腸に流れてくると、コレシストキニンが分泌されて胆嚢が収縮され、胆汁が十二指腸に出される。
㉔インスリンを分泌するのは、ランゲルハンス島のB細胞である。

## chapter 7
## 泌尿器系 ▶p.82～86

**問題 1　腎臓**
①腎筋膜　②腎門　③皮質　④髄質　⑤腎小体　⑥集合管　⑦腎乳頭　⑧腎杯　⑨腎盂　⑩腎小体　⑪糸球体　⑫ボウマン嚢　⑬ヘンレループ　⑭ネフロン　⑮腎門　⑯葉間　⑰弓状［⑯⑰順不同］

**問題 2　尿管・膀胱**
①平滑　②移行上皮　③蠕動　④尿管開口　⑤内尿道口　⑥膀胱三角　⑦平滑　⑧副交感　⑨排尿　⑩内尿道括約　⑪交感

**問題 3　尿道**
①前立腺　②尿道海綿体　③外尿道口　④15～20　⑤外尿道括約　⑥陰部　⑦尿道球腺　⑧外尿道口

**問題 4　排尿の神経調節機構**
①内尿道括約　②外尿道括約　③知覚　④排尿　⑤副交感

**○×確認問題**
**解答：**
①○　②○　③○　④×　⑤○　⑥○　⑦×　⑧×　⑨○　⑩○　⑪×　⑫×　⑬×　⑭○　⑮×
**解説：**
④尿細管は近位尿細管からヘンレループを経て、遠位尿細管に向か

う。
⑦尿管の内腔面は、移行上皮からなる。
⑧尿を膀胱に運ぶ運動は、蠕動運動である。
⑪膀胱壁の平滑筋は、骨盤内臓神経に由来する副交感神経の支配を受ける。
⑫内尿道口を取り囲む平滑筋は、下腹神経に含まれている交感神経の支配を受ける。
⑬尿管の長さは30cmで、男女での差はない。一方、尿道は男性が15～20cmほどだが、女性では約 5 cmと短い。
⑮外尿道括約筋は、陰部神経に含まれる運動神経の支配を受ける。

## chapter 8

## 生殖器系 ▶p.87～96

### 問題 1　精巣・精管・精嚢
①精巣上体　②精管　③鼡径管　④停留睾丸
⑤曲精細管　⑥間細胞　⑦精巣上体管　⑧精巣
⑨鼡径管　⑩膀胱　⑪射精管

### 問題 2　前立腺・陰茎・陰嚢
①射精管　②前立腺小室　③直腸　④尿道球腺　⑤尿道
⑥陰茎　⑦陰茎脚　⑧肉様膜　⑨平滑

### 問題 3　卵巣
①卵子　②卵胞　③28　④黄体　⑤月経黄体　⑥白体
⑦黄体ホルモン　⑧400　⑨閉鎖　⑩卵巣

### 問題 4　卵管
①卵管采　②卵巣　③膨大部　④受精　⑤線毛

### 問題 5　子宮
①子宮底　②卵管　③頸部　④体部　⑤膣部
⑥子宮内膜　⑦平滑　⑧卵胞ホルモン　⑨黄体ホルモン
⑩着床　⑪月経　⑫胎盤　⑬胞胚

### 問題 6　膣・外陰部
①膣前庭　②膣円蓋　③重層扁平
④デーデルライン桿菌　⑤陰核　⑥小陰唇　⑦前庭球
⑧大前庭腺　⑨大陰唇

### 問題 7　胎盤
①胞胚　②栄養　③着床　④胎芽　⑤胎児　⑥絨毛
⑦胎盤　⑧脱落　⑨絨毛　⑩臍帯　⑪臍静脈　⑫臍動脈

### 問題 8　骨盤腔の性差と会陰の構造
①直腸膀胱　②直腸子宮　③ダグラス［②③順不同］
④子宮広　⑤子宮円索　⑥坐骨結節　⑦尿生殖　⑧肛門
⑨尿生殖　⑩外尿道括約　⑪骨盤

### ○×確認問題
**解答：**
①○　②○　③○　④×　⑤○　⑥○　⑦○　⑧×
⑨×　⑩○　⑪×　⑫×　⑬×　⑭○　⑮○
**解説：**
④精子は曲精細管でつくられ、精巣上体管のなかに貯蔵される。
⑧排卵は左右の卵巣から交互に 1 個ずつ起こる。
⑨排卵後の卵胞は黄体となったのち、白体となり、退化・消滅する。
⑪通常、受精は卵管膨大部で起こる。卵管采は卵巣から排出された卵子は卵管采によって取り込まれ卵管内に導かれる。
⑫子宮の上方を子宮底、下方を子宮底子宮頸部とよぶ。
⑬卵胞ホルモンであるエストロゲンの分泌は高まる。

## chapter 9

## 内分泌系 ▶p.97～102

### 問題 1　下垂体
①前葉　②後葉［①②順不同］　③成長　④催乳
⑤甲状腺刺激　⑥副腎皮質刺激　⑦性腺刺激
⑧卵胞刺激　⑨黄体化　⑩視床下部　⑪バソプレシン
⑫抗利尿　⑬オキシトシン

### 問題 2　松果体・甲状腺・上皮小体
①メラトニン　②サイロキシン　③バセドウ
④クレチン　⑤カルシトニン　⑥パラトルモン
⑦テタニー

### 問題 3　副腎
①ミネラロ　②アルドステロン　③グルコ
④ハイドロコルチゾン　⑤性　⑥アンドロゲン
⑦プロゲステロン　⑧エストロゲン［⑦⑧順不同］
⑨アドレナリン　⑩ノルアドレナリン［⑨⑩順不同］

### 問題 4　膵臓ランゲルハンス島・精巣と卵巣
①インスリン　②グルカゴン　③ソマトスタチン
④肝臓　⑤テストステロン　⑥エストロゲン
⑦プロゲステロン

### ○×確認問題
**解答：**
①○　②×　③○　④×　⑤○　⑥×　⑦×　⑧×
⑨○　⑩○　⑪×　⑫×　⑬×　⑭○　⑮○　⑯○
**解説：**
②間脳の視床下部にある神経細胞で合成されるのは、後葉ホルモンである。
④バソプレシン（抗利尿ホルモン）は、下垂体後葉から分泌される。
⑥カルシトニンは、血中カルシウム濃度を低下させる。
⑦パラトルモンは、血中カルシウム濃度を上昇させる。分泌が過剰になると、骨や歯からカルシウムが血液中に溶け出し、骨はもろくなる。

⑧アドレナリンやノルアドレナリンは、副腎髄質ホルモンである。
⑪インスリンは、ランゲルハンス島のB細胞から分泌される。
⑫グルカゴンは、ランゲルハンス島のA細胞から分泌される。
⑬ソマトスタチンはインスリンやグルカゴンの内分泌とともに、膵液の外分泌を抑制させる。

## chapter 10
# 神経系 ▶p.103～120

**問題 1　脳・脊髄膜**
①髄膜　②脊髄　③大脳鎌　④小脳鎌　⑤小脳テント
⑥中硬膜　⑦硬膜　⑧クモ膜

**問題 2　脳室と脳脊髄液**
①側　②第三　③第四　④クモ膜　⑤脈絡叢　⑥脳脊髄
⑦硬膜静脈洞　⑧クモ膜顆粒　⑨脳圧亢進

**問題 3　脊髄**
①脊柱管　②灰白質　③運動　④自律　⑤白質　⑥運動
⑦知覚

**問題 4　延髄と橋**
①第四　②脳　③神経核　④錐体　⑤錐体交叉　⑥自律
⑦脳幹

**問題 5　小脳・中脳・間脳**
①プルキンエ　②小脳核　③大脳脚　④被蓋　⑤四丘体
⑥赤核　⑦黒質　⑧視覚　⑨聴覚　⑩瞳孔括約　⑪動眼
⑫第三　⑬視床　⑭視床下部　⑮聴覚　⑯視覚
⑰体温調節　⑱下垂体

**問題 6　大脳**
①大脳縦裂　②中心　③外側　④頭頂後頭　⑤前頭
⑥頭頂　⑦後頭　⑧側頭［⑤～⑧順不同］　⑨灰白質
⑩白質　⑪大脳基底核　⑫被殻　⑬淡蒼球［⑫⑬順不同］　⑭尾状核　⑮視床［⑭⑮順不同］　⑯運動　⑰知覚
⑱視覚　⑲聴覚　⑳運動性　㉑ブローカ　㉒感覚性
㉓ウェルニッケ　㉔連合

**問題 7　神経伝導路**
①連合　②交連　③投射　④脳梁　⑤運動　⑥下行路
⑦上行路　⑧内包　⑨延髄　⑩小脳

**問題 8　脊髄神経**
①31　②8　③12　④5　⑤5　⑥1　⑦脊柱管
⑧椎間孔　⑨運動　⑩知覚　⑪脊髄神経節　⑫前枝
⑬後枝　⑭頸　⑮腕　⑯肋間　⑰腰　⑱仙骨
⑲皮膚分節

**問題 9　上肢の支配神経と肋間神経**
①横隔　②正中　③サル　④尺骨　⑤ワシ　⑥橈骨
⑦下垂　⑧筋皮　⑨腋窩　⑩肋間

**問題 10　下肢の支配神経**
①大腿　②閉鎖　③陰部　④坐骨　⑤総腓骨　⑥脛骨
⑦浅腓骨　⑧深腓骨

**問題 11　脳神経①**
①嗅　②嗅球　③視　④視交叉　⑤外側　⑥後頭
⑦動眼　⑧中脳　⑨滑車　⑩上斜　⑪三叉　⑫眼
⑬上顎　⑭下顎　⑮咀嚼　⑯外転　⑰外側直

**問題 12　脳神経②**
①顔面　②表情　③内耳　④前庭　⑤蝸牛　⑥舌咽
⑦迷走　⑧頸静脈孔　⑨反回　⑩動脈管索　⑪副
⑫胸鎖乳突　⑬舌下

**問題 13　自律神経**
①節前　②節後　③1　④2　⑤交感神経幹　⑥平滑
⑦腺　⑧心臓　⑨胸　⑩大内臓　⑪平滑　⑫腰　⑬腹腔
⑭上腸間膜　⑮下腸間膜［⑭⑮順不同］　⑯仙骨
⑰骨盤内臓

**○×確認問題**
**解答：**
①×　②×　③○　④○　⑤○　⑥○　⑦○　⑧×
⑨×　⑩○　⑪×　⑫×　⑬○　⑭×　⑮○　⑯○
⑰○　⑱×　⑲×　⑳○　㉑○　㉒×　㉓×　㉔×
㉕×　㉖○　㉗×　㉘○　㉙○　㉚○
**解説：**
①脳神経は12対である。
②脊髄神経は31対からなり、頸神経（8対）、胸神経（12対）、腰神経（5対）、仙骨神経（5対）、尾骨神経（1対）を区別する。
⑧左右の間脳に挟まれた空所は、第三脳室である。
⑨橋・延髄の後方および小脳の前方にあるのは、第四脳室である。
⑪脊髄の前角には、骨格筋を支配する運動神経細胞が集まっている。
⑫脊髄の後角には、知覚情報を感受する神経細胞が集まっている。
⑭脳幹とは、延髄と橋と中脳、間脳を加えた部位のことである。
⑱内側膝状体は、聴覚情報の中経路である。
⑲視覚情報の中経路は、外側膝状体である。
㉒視覚野は後頭葉の後下端部にある。前頭葉にあるのは運動野である。
㉓聴覚野は側頭葉の上内側面にある。頭頂葉にあるのは知覚野である。
㉔胸神経は神経叢をつくらず、肋間神経として胸腹壁の筋と皮膚を支配する
㉕正中神経麻痺でみられるのは、サル手とよばれる母子球の扁平化である。ワシ手は尺骨神経麻痺にみられる。
㉗三叉神経は眼神経、上顎神経、下顎神経の3本からなる。反回神経は迷走神経の枝で、この神経が麻痺をすると嗄声の原因となる。

chapter 11

# 感覚器系

▶p.121～134

**問題 1　鼻腔と嗅覚器**

①嗅細胞　②嗅毛　③嗅　④嗅球

**問題 2　眼球の付属器官**

①結膜　②眼瞼板　③マイボーム　④眼輪　⑤麦粒
⑥結膜円蓋　⑦強膜　⑧黄疸　⑨貧血　⑩涙腺
⑪鼻涙管　⑫動眼　⑬滑車　⑭外転　⑮複視

**問題 3　眼球の内部構造**

①水晶体　②白内障　③硝子体　④網膜　⑤眼房水
⑥強膜静脈洞　⑦緑内障

**問題 4　眼球内膜（網膜）**

①中心窩　②黄斑　③視神経円板　④糖尿　⑤錐状体
⑥杆状体　⑦ロドプシン　⑧夜盲　⑨視　⑩双極
⑪神経節　⑫視

**問題 5　眼球の線維膜と血管膜**

①強膜　②角膜　③瞳孔　④痛　⑤結膜　⑥シュレム管
⑦ブドウ膜　⑧脈絡膜　⑨網膜　⑩色素　⑪毛様体
⑫毛様体　⑬動眼　⑭虹彩　⑮瞳孔　⑯縮瞳　⑰散瞳
⑱副交感　⑲交感　⑳メラニン

**問題 6　外耳と中耳**

①耳介　②耳垂　③アポクリン　④軟骨性　⑤骨性
⑥鼓膜　⑦鼓室　⑧耳小骨　⑨ツチ　⑩アブミ　⑪耳管

**問題 7　内耳**

①卵形　②球形　③平衡斑　④前庭　⑤膜　⑥骨
⑦コルチ器　⑧蝸牛　⑨内耳　⑩前庭　⑪内耳

**問題 8　味覚器**

①味蕾　②葉状　③有郭［②③順不同］　④味　⑤顔面
⑥舌咽　⑦三叉　⑧迷走

**問題 9　皮膚**

①基底　②角質　③メラニン　④ランゲルハンス
⑤メルケル　⑥緻密性　⑦疎性

**問題 10　知覚神経終末の構造と機能**

①自由神経終末　②マイスネル小体　③パチニ小体

**問題 11　皮膚の付属器官（皮膚腺）**

①気化熱　②エクリン　③アポクリン　④独立脂腺
⑤皮膚腺　⑥オキシトシン　⑦乳輪腺

**問題 12　毛と爪**

①毛根　②毛幹　③毛包　④立毛　⑤爪体　⑥爪根
⑦爪床

**○×確認問題**

**解答：**

①×　②×　③×　④×　⑤○　⑥○　⑦○　⑧×
⑨○　⑩○　⑪×　⑫○　⑬×　⑭○　⑮○　⑯×
⑰×　⑱×　⑲○　⑳×

**解説：**

①触覚は皮膚感覚である。平衡覚が特殊知覚に加わる。
②涙嚢、鼻涙管を経て、涙は下鼻道に運ばれる。
③動眼神経の支配を受けるのは上直筋、下直筋、内側直筋、下斜筋の 4 つである。外側直筋は外転神経の支配を受け、上斜筋は滑車神経の支配を受ける。
④色彩を認識するのは錐状体細胞で、光の強弱を感受するのは杆状体細胞である。
⑧眼球内圧が高くなり、視神経を圧迫し失明する疾患は緑内障である。白内障は水晶体が白濁する疾患のことである。
⑪瞳孔括約筋は副交感神経の支配を受け、瞳孔散大筋は交感神経の支配を受ける。
⑬耳小骨は鼓室にあり、鼓室は中耳に位置付けられる。
⑯葉状乳頭と有郭乳頭のなかに味蕾は分布する。
⑰舌の前方 2 / 3 では、顔面神経が味覚を伝える神経としてかかわる。
⑱皮膚は表皮と真皮の 2 層からなる。
⑳主に体温調節に関係するのは、エクリン汗腺である。